北京妇产医院专家权威打造

怀孕分娩
育儿全书

王晓梅◎主编

U0225722

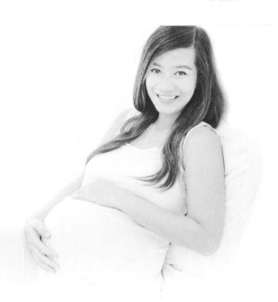

中国妇女出版社

图书在版编目（CIP）数据

怀孕分娩育儿全书 / 王晓梅主编. -- 北京：中国
妇女出版社，2018.6
ISBN 978-7-5127-1388-8

Ⅰ.①怀…　Ⅱ.①王…　Ⅲ.①妊娠期－妇幼保健－基
本知识②分娩－基本知识③婴幼儿－哺育－基本知识
Ⅳ.①R715.3②R714.3③R174

中国版本图书馆CIP数据核字（2018）第072256号

怀孕分娩育儿全书

作　　者：王晓梅　主编
责任编辑：肖玲玲
封面设计：尚世视觉
责任印制：王卫东
出版发行：中国妇女出版社
地　　址：北京市东城区史家胡同甲24号　　邮政编码：100010
电　　话：（010）65133160（发行部）　　65133161（邮购）
网　　址：www.womenbooks.cn
法律顾问：北京市道可特律师事务所
经　　销：各地新华书店
印　　刷：北京通州皇家印刷厂
开　　本：165×235　1/16
印　　张：16.25
字　　数：220千字
版　　次：2018年6月第1版
印　　次：2018年6月第1次
书　　号：ISBN 978-7-5127-1388-8
定　　价：39.80元

目录 | Contents

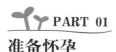

PART 01
准备怀孕

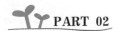

PART 02
孕早期（第1~12周）

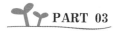

PART 03

孕中期（第13～28周末）

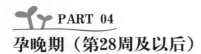

PART 04
孕晚期（第28周及以后）

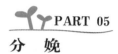

PART 05

分 娩

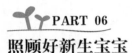

PART 06
照顾好新生宝宝

01

准备怀孕

为了确保拥有一个健康、聪明的宝宝，最好在怀孕前掌握相关的知识，合理、科学地安排生活，使身体和精神都达到最佳状态，让宝宝有"备"而来。

孕前检查

孕前检查是保证生育质量的重要关卡

孕前检查，不但可以让准妈妈在健康的状态下孕育下一代，也可以事先知道是否要做特殊的产前胎儿诊断。孕前检查有以下几个好处。

保障宝宝的健康

通过孕前检查，可以了解夫妻双方孕前自身的健康状况，控制在身体健康的状态下怀孕，从而有效控制和预防先天性疾病和胎儿畸形，降低出生缺陷率，保障胎儿健康发育。

保证孕妇顺利度过孕期

通过孕前检查，可以了解准妈妈的身体状况，排查健康怀孕的危险因素，减少流产、妊娠期并发症和产妇死亡率等的发生，从而保证孕妇顺利度过孕期。

小贴士

1.即使你每年都要体检1次，并且每项检查指标都正常，为了将来宝宝的健康，也要做孕前检查，而且夫妻双方都要做。

2.建议孕前的3～6个月开始做检查。

3.女性孕前检查的项目有：口腔检查、TORCH检测（检查内容：弓形虫、巨细胞病毒、风疹病毒、单纯疱疹）、生殖激素检查、子宫附件的彩色B超检查等。

4.男士育前检查的项目有：精液检查、泌尿生殖系统检查、特殊传染病的检查（如肝炎、梅毒、艾滋病等传染病的检查），必要时还要做染色体、血型等检查。

保障家庭和谐

做好孕前检查，保证优生优育。孕前检查可以防治胎儿疾病，减少疾病的发生，实现家庭和谐，提高人口素质，促进人与社会的和谐发展。

哪些疾病会影响女性受孕

女性怀孕是一个比较复杂的生理过程，需要经过重重的关卡，才可以完成一个完整的受孕过程。而女性如果有妇科疾病，很容易引发输卵管周围发生炎症或感染，且易发生输卵管粘连堵塞，使得受精卵不能顺利进入子宫内，也容易造成流产或宫外孕。影响受孕的女性疾病主要有：

月经不调：一般月经持续提前，或是经期持续延长的女性，怀孕后黄体酮水平不足，母体对胚胎会产生排斥，增加流产概率。

阴道炎：阴道有炎症时，会吞食精子，降低精子活力，降低受孕率，甚至不孕。

病毒感染：一般有单纯疱疹病毒、风疹病毒、巨细胞病毒、弓形虫感染的女性，可能会导致胚胎、胎儿发育畸形，从而造成流产的现象发生。

因此，为了能拥有一个健康宝宝，孕前检查不可少，如果怀孕前身体就存在一些疾病，要先治好疾病，把身体调理好之后再怀孕。

小贴士

1.如果女性在怀孕前月经不调，最好先把月经周期调节正常后再怀孕。

2.备孕和怀孕中的女性家中不要养猫、狗等宠物，因为宠物身上的细菌会经过胎盘对胚胎或者宝宝进行感染。

3.女性如果有妇科疾病又想要孩子，最好先到正规医院进行检查和治疗，再考虑要孩子的问题。

如何诊断不孕不育

成年男女双方同居一年以上，在有正常房事且没有采取任何避孕措施的情况下，未能成功怀孕的称为不孕症，虽能受孕但因种种原因导致流产、死胎而不能获得存活婴儿的称为不育症。

受孕是一个复杂的生理过程，必须具备以下条件：

1.卵巢排出正常的卵子。

2.精液正常并含有正常的精子。

3.卵子和精子能够在输卵管内相遇并结合成为受精卵。

4.受精卵顺利地被输送进入子宫腔。

5.子宫内膜已充分准备适合于受精卵着床。

这些环节中有任一个不正常，便能阻碍受孕。阻碍受孕的原因可能在女方，也可能在男方或男女双方。建议去专科医院详细检查，明确具体原因并对症治疗。

小贴士

如果女性有下列症状，一定要及时到正规医院进行检查和治疗：月经提早或延迟，经期经量过多或者过少，经期延长，有闭经、痛经、不规则阴道出血等；在非哺乳期的时候乳房经挤压后有乳汁溢出或自行溢出；患有某些阴道炎；月经前后周期性出现经行乳胀、泄泻、浮肿、头痛、口糜、面部痤疮、发热、风疹块、抑郁或烦躁等一系列症状。

对于不孕不育症患者，家人一定要给予更多的关怀，帮助他（她）走过困境。

怀二胎前更要充分检查

随着二胎政策的开放，很多符合条件的家庭都在考虑生二胎，准备要二胎前做孕前检查都是为了优生优育，为了生个健康的宝宝，孕前检查是必需的。

准备要二胎前为什么要做孕前检查

了解身体恢复情况：女性生完第一胎后，身体会发生较大的变化，且需要一段时间来恢复，对于能否再次怀上孩子也是一个未知数。准备要二胎前做一次孕前检查，可以检查出身体恢复情况如何，是否可以承受第二次怀孕的负荷。

检查是否有不适合怀孕的疾病：通过孕前检查，可以了解女性在生完第一胎后身体是否感染上其他不适合怀孕的疾病。

二胎孕前检查的项目

准备要二胎主要检查输卵管、卵巢、子宫、免疫和抗体等，这些都很容易导致女性出现继发性的不孕，影响二次怀孕。

而对于男性则应该检查精液常规，看看是不是合格，因为在目前，男性精液有问题者尤其常见。倘若有可能存在疾病，应该做一些细致的检查。

小贴士

1.一些生殖道内的致病微生物等，也可引起胎儿子宫内感染，影响胎儿的正常发育。如果有感染，应推迟受孕时间。

2.对于一些特殊情况的夫妻，更加有必要进行孕前检查，例如家族中有遗传疾病史的夫妻，曾经接触过传染病患者的夫妻，性生活不洁的夫妻，假若有经期同房的情况等，还要检查抗精子抗体等，检查的内容应该根据自身的健康情况确定，防止怀孕以后出现意外。

3.考虑到二胎妈妈往往年龄较大，合并有高血压、糖尿病、慢性肾病、红斑狼疮、心脏病的人比较多，这些女性怀孕后病情往往会加重，很难坚持到足月生产，因此也应该在孕前做好咨询和检查。

不论是生第几胎，做好孕前检查都是很有必要的，准备生二胎的准爸爸、准妈妈们不要觉得烦琐，这是优生优育的首要保障。做好孕前检查，做好优生优育，让每一个宝宝都健康聪明！

孕前检查别忘了看牙

怀孕会让女性口腔疾患概率增加，孕期如果出现牙周病等口腔疾病，不管治疗手段，还是用药方面都会有很多禁忌。因此，保证牙齿健康，做好孕前口腔检查，也是平安度过孕期的前提之一。孕前口腔检查主要注意以下几种疾病。

牙周病

研究发现，孕妈妈牙周疾病越严重，出现早产和新生儿低体重的概率越大，因此怀孕前应进行牙周疾病的检查。

龋齿

若孕前有龋齿，怀孕期间往往会加重蛀牙的发展。如果孕前未填充龋洞，孕期甚至会发展成至深龋或急性牙髓炎，剧痛会令人辗转反侧、夜不能眠。另外，孕妈妈孕期龋齿也会影响下一代的牙齿健康。孕妈妈有蛀牙，下一代患蛀牙的可能性也大大增加。

阻生智齿

阻生智齿是指口腔中最后一颗磨牙（俗称"后槽牙"），不能完全萌出，部分牙体被牙龈所覆盖。若怀孕前有阻生牙未拔除，再加上牙菌斑堆积，阻生牙四周的牙龈会发炎肿胀，随时会导致冠周炎发作，伴随着组织间隙感染，会令你的腮部肿胀、张口困难、无法进食。因此，孕前口腔检查时，如有需拔的阻生牙，一定要尽早拔除，以免后患。

残根、残冠

如果怀孕前有残根、残冠而未及时处理，孕妈妈容易因其周围的炎症而出现牙龈肿痛。因此，残冠、残根或以前已做根管治疗而明显有根尖病灶的牙齿，都应该及早治疗。

小贴士

全面的口腔检查应在孕前6个月进行。

做好生活的调理

上班族女性的孕前饮食准则

上班族女性在怀孕之前，需要调理饮食。

健脑饮食

白领女性在工作中由于精神压力较大，易觉疲劳，因此，要注意多吃健脑食物。

多食含氨基酸的食物如鱼、奶、蛋等，因为氨基酸能保证脑力劳动者的精力充沛，提高思维能力。

多食富含维生素C的食物如水果、蔬菜和豆类等，因为作为脑力劳动者的白领女性会大量消耗体内的维生素。

适当补充含磷脂的食物如蛋黄、肉、鱼、白菜、大豆和胡萝卜等，一般认为每天补充适量磷脂，可使大脑活动功能增强，提高工作效率。

经期饮食

月经期应增加含铁食物，以补充流失的铁质。宜多吃猪肝、瘦肉、鱼肉、紫菜、海带等。

平衡合理营养

钙：每天喝一袋牛奶，内含250毫克钙，可有效地改善膳食中钙摄入量偏低现象。

碳水化合物：每天摄入富含碳水化合物的主食250～350克。

高蛋白食物：每日进食3～4份高蛋白食物，每份指瘦肉1两、鸡蛋2个、家禽肉100克、鱼虾100克，以鱼类、豆类蛋白较好。

 小贴士

1.少吃多餐，少吃零食，减少糖分的摄入。

2.饮食原则应粗细粮搭配、不甜不咸。

蔬菜水果：每日吃500克新鲜蔬菜及水果是保证健康、预防癌症的有效措施。蔬菜应多食黄色的，如胡萝卜、南瓜等，因其内含丰富的胡萝卜素，具有提高免疫力的作用。

绿茶：绿茶有明显的抗肿瘤、抗感染作用。

大龄生育的孕前准备

女性的最佳生育年龄应该是30岁之前，最晚不应超过35岁，在35岁以后才第一次分娩的就属于高龄产妇了。但也不必因为高龄分娩而寝食不安，只要做好怀孕计划，完善产前管理，一样可以顺利度过孕期，生下健康宝宝。

对于高龄产妇来说如果能做好孕前准备，注意孕期的日常起居，并与医生保持联系，那么发生异常情况的概率将会大大降低。

进行优生咨询：了解自己应该注意些什么，有针对性地做好孕期的心理准备。

全面检查身体：夫妻双方做一次全面身体检查，积极治疗原有的疾病。

服用叶酸：为了避免胎儿发生神经管畸形，孕前应按医嘱服用叶酸。

小贴士

1.在计划要宝宝前停服口服避孕药，改用工具避孕，以避免药物成分对胎儿产生不良影响。

2.别为急着受孕而给自己太大压力，这样反而不利于受孕。

3.若女性患有高血压、糖尿病等疾病，要等病情得到控制后才能受孕。

忌烟、忌酒：吸烟、喝酒会使精子、卵子的质量下降。

锻炼身体：平时应注意锻炼身体，如夫妻一起跑跑步。要优生，就得增强自身的体质。

饮食搭配合理：如果女性是过敏性体质，那么孕前不要吃花生，这对减少下一代患过敏性疾病有很大好处。

放松情绪：放松身心，受孕概率会大大提高。

戒烟限酒，保证睡眠

对于计划怀孕的夫妻而言，抽烟、喝酒等这些嗜好就会成为健康怀孕的严重障碍，怀孕前应终止这些不良嗜好。

吸烟的危害

怀孕前，如果夫妻中的一方经常吸烟则会影响精子和卵子的健康发育，甚至导致精子或卵子异常，影响宝宝的正常发育，因此至少在计划怀孕前6个月就开始戒烟。

喝酒的危害

夫妻中的一方如果经常饮酒、酗酒，则不仅会影响精子或卵子的发育，造成精子或卵子的畸形，使孕妇一开始在体内获得的就是异常受精卵，而且影响受精卵的顺利着床和胚胎的发育，容易出现流产。同时酒精可以通过胎盘进入胎儿血液，造成胎儿宫内发育不良、中枢神经系统发育异常等。酒精对夫妻双方都有极大的影响，无论是男性酗酒，还是女性酗酒，都会给未来的宝宝带来极其严重的后果。另外，酒精类饮料可以加速锌的排泄，经常酗酒的男人往往缺锌元素，而锌元素是保障男人前列腺健康和精子活动能力的重要物质，因此，最好在计划怀孕前的6个月到1年戒酒。

吸烟、喝酒会导致失眠

 小贴士

1.如果男性有抽烟、酗酒等习惯，计划怀孕前6个月一定要戒掉，并且做好孕前检查。

2.酒有白酒、啤酒、果酒之分，从健康角度看，当以果酒之一的红葡萄酒为优，可适量饮用。

酒精能使睡眠变浅，浅睡眠时间延长，从而使人的睡眠变得断断续续。人喝酒后容易口干舌燥，就会导致夜里醒来，此后更难以入睡。

吸烟也容易造成失眠，因为香烟中含有尼古丁这类影响睡眠质量的化学物质。

为保证充足睡眠，在身体最佳状态下受孕，在计划怀孕前夫妻双方都要戒烟限酒。

男人如何保护精子

生出健康宝宝的前提是有健康的精子和卵子，准爸爸精子的健康状况也非常重要，因此，男性在准备生育前要重视自身状况，保护好精子。

营养要均衡：男性在准备生育前应多摄入蔬菜、水果和海产品，并定期摄取动物肝脏类食物。

适当运动：运动不仅可以保持健康的体力，还可以有效地减压。

控制房事次数：房事过多，可导致慢性前列腺充血，发生无菌性前列腺炎，直接影响精液的营养成分、数量、黏稠度、酸碱度等，诱发不育。另外，房事过频，妻子频繁地接触丈夫的精子和黏液，容易引起女性体内产生抗精子的抗体，导致女方免疫不孕。

不穿紧身裤和化纤内裤：紧身裤紧紧束缚着阴囊和睾丸，使局部散热减少，引起睾丸高温，有碍精子生成，并且会限制阴囊部位静脉血液的回流，造成睾丸瘀血，更会影响精子的生成。混纺及聚酯等化纤内裤，会在阴茎组织内产生静电场，抑制精子生成，减少精子数量，引起少精症。

劳逸结合：人的大脑皮层处于正常工作状态下时，全身的神经、内分泌功能稳定，睾丸的生精功能及生理功能正常。如果身体处于疲劳状态，大脑皮层的工作便会失调，全身神经、内分泌功能就会出现异常，导致生殖功能紊乱，使精液量减少及精子数目和活动力降低，导致不育。

检查与预防：男性定期体检可以预防很多疾病，接种疫苗则

小贴士

1.运动以不引起疲劳为准。

2.运动时应穿宽松的衣服，有利于散热。

3.男性平时不宜穿紧身且透气性差的裤子。

可以预防一些传染病，特别是可能影响生殖健康的传染病。

保持良好的卫生习惯：男性隐私部位有时更容易藏污纳垢，应每天对包皮、阴囊进行清洗。此外，一些活动要避免持续2小时，如泡热水澡、洗桑拿、骑自行车、驾车、坐沙发等。

合理安排家庭收支

对于计划怀孕的家庭来说，经济能力是必须考虑的因素之一，生养孩子的费用绝不是一笔小小的开支。从计划怀孕时开始，有诊疗费、住院费、婴儿用品购买费用等。此外，婴儿出生后的育儿费也是一笔不小的支出，因此，要想在稳定的环境中抚养婴儿，就要安排好家庭的收支。

制作一份家庭预算表

有了预算表，花钱就不会大手大脚了，比如，你想换部新款的手机，但想想预算中没有这笔钱，就会打消这个念头；参加了朋友的婚礼，随了份子，可这钱不在预算之内，就要想着从其他项目中节约出来。总之，家庭的一切花销都应以预算为准。到每个月末，对照收支报表和预算实现表，好好分析自己的收支。

做好母婴的费用准备

生活费用：从怀孕开始，要增加孕妇的营养，并且在怀孕的

 小贴士

1.孕妇的服装或用品的使用时间比较短，生完孩子后就不会再使用，因此不必买太贵的，但要保证这些物品的安全性和舒适性。

2.怀孕期间，可能会出现许多意想不到的事情，如前置胎盘、早产等。在做经济预算时，应做好适当的费用准备。

不同时期，应适当调整孕妇的饮食，以满足孕妇对营养物质的需求。在计划怀孕时，应将这部分开支考虑在内。

服装费用：怀孕期间，女性的身体外形会发生改变。因此，需要购置合体舒适的服装，如孕妇装、保护孕妇和胎儿的腹带等。

产检费用：在孕产期，为保证胎儿和孕妇的安全，同时为分娩做必要的准备，例行的产前检查是不能免的。

分娩费用：为了保证母婴安全，孕妇要在医院分娩，因此也应准备好分娩时的手术费用、住院费用，以及新生儿出生后的费用。

备孕有哪些饮食禁忌

很多夫妻在备孕时都会开始注意饮食生活习惯，男性一般会戒烟、戒酒，女性则会更加注重睡眠质量、减少熬夜、减少化妆、调理饮食。

忌食辛辣食物：辣椒、胡椒、花椒等调味品刺激性较大，多食用可引起正常人便秘，若备孕期间食用这类食品，会出现消化功能障碍。

忌含咖啡因的饮料和食品：咖啡、可可、茶叶、巧克力和可乐型饮料中均含有咖啡因。计划怀孕的女性大量食用后，会出现恶心、呕吐、头痛、心跳加快等症状。因此，计划怀孕的女性应忌食这类食品。

忌高糖类食物：糖在人体内的代谢会大量消耗钙，孕期钙的缺乏，会影响胎儿牙齿、骨骼的

小贴士

1. 罐头食品中含有的添加剂和防腐剂，可能会导致畸胎和流产。

2. 火锅在短时间内的加温并不能将存在于肉类中的致病菌或寄生虫完全消灭。

3. 油条在制作过程中使用的明矾是一种含铝的无机物，铝会抑制孕妇对铁质的吸收，导致孕妇加重贫血。

发育，摄糖过多，会造成孕妇超重及出现其他疾病。

夫妻双方都要服用叶酸

叶酸是蛋白质和核酸合成的必需因子，对细胞的分裂及核酸、氨基酸、蛋白质的合成起着重要的作用，也是胎儿生长发育不可缺少的营养素。如果孕妇在妊娠早期缺乏叶酸，会使胎儿神经髓鞘与构成传递神经冲动介质的原料匮乏，影响胎儿大脑与神经管的发育，造成神经管畸形，严重者可致脊柱裂或无脑儿等先天畸形。因此，怀孕前3个月和怀孕早期应及时补充叶酸。

什么时候开始补充叶酸

怀孕最初的8周，是胎儿重要器官的快速发育阶段，当孕妈妈意识到已经怀孕时，可能已经错过了小生命发育的最重要时期。因此，孕妈妈应至少提前3个月开始补充叶酸。

每天需要补充多少叶酸

计划怀孕的女性，孕前3个月和孕早期每天应摄入400微克的叶酸。

丈夫也要补充叶酸

叶酸本身是人体必需的营养素，并不只是女性才需要。对准备当爸爸的男性来说，补充叶酸也同样重要。因为精子质量的提高需要多种维生素，叶酸就是其中之一，当男性体内缺乏叶酸时，精液的浓度及精子的活动能力均会下降，所以，男性也应补充叶酸。

补充叶酸的方法

食物补充：富含叶酸的动物性食物有动物肝脏和肾脏、蛋类、鱼类，富含叶酸的植物性食物有芹菜、菜花、苋菜、菠菜、生菜、芦笋、龙须菜、油菜、小白菜、土豆、莴笋、豆类、梨、柑橘、香蕉、柠檬、草莓、橙子及坚果类等。

食用叶酸强化食品：如添加叶酸的谷类、奶粉。

补充剂：服用叶酸补充剂。

小贴士

1.叶酸具有不稳定性，遇光、遇热后易失去活性，蔬菜储藏两三天后叶酸会损失50%～70%，不当的烹饪方法会使食物中的叶酸损失50%～95%。所以要提高叶酸的获取率，就要吃新鲜的蔬菜，同时注意烹调方式。

2.柑橘类水果中叶酸含量也较多，而且食用过程中损失少，是补充叶酸的首选。

3.叶酸补充要适量，补充太多叶酸对身体反而会不利。

4.服用叶酸补充剂，要严格按照医嘱。

素食者孕前的营养储备

素食者由于饮食结构单一、营养不均衡，容易造成身体必需营养素的缺乏，尤其是严格素食者。因此，素食的女性孕前尤其需要注意这些营养素的补充，否则可能会造成延迟受孕、流产率增加，甚至造成胎儿先天缺陷。

多种食物合并食用

植物蛋白中的必需氨基酸比动物蛋白少，所以素食女性孕前要多种食物合并食用，例如豌豆和大米、玉米和黄豆搭配等。蛋白质的种类要达到平衡，同时，孕前每日的摄入量保证不少于60克。

多吃富含锌的食物

肉类食物是锌的主要来源，素食者很容易导致锌元素的缺乏。体内锌不足会降低蛋白质的新陈代谢，而蛋白质又是健康卵子所必需的，同时锌对维持女性正常月经周期有重要作用。

所以，素食者孕前要多吃富含锌的食物，例如南瓜子、葵花子、燕麦、豆类、蘑菇等。

服用维生素补充剂

素食者容易缺少维生素B_{12}和铁，维生素B_{12}基本不存在于植物性食物中，所以要服用专门的维生素补充剂。

多吃富含铁的食物

富含铁的非肉类食物有菠菜、菜花、南瓜子和葵花子、燕麦制品、坚果等。

服用复合维生素片和钙、铁、锌片

对于大多数素食者而言，除了通过饮食方式补充营养素外，还可以每天补充复合维生素片和钙、铁、锌片，防止孕前营养缺乏症的发生。

加强营养别忘控制体重

有些女性在计划怀孕时，一味地加强营养，导致体重增加过快甚至超重，这对怀孕及胎儿的生长都很不利，因为过度肥胖容易诱发孕期糖尿病及妊娠高血压综合征，造成胎儿发育或代谢障碍，出现巨大儿、胎盘早剥、难产等现象，给准妈妈和胎宝宝造成威胁，可见，在计划怀孕时，准妈妈在加强营养的同时还要把体重控制在适合怀孕的范围内。

通过调节饮食的方法控制体重

调节饮食并不等于一味少吃，因为吃得过少会使准妈妈内分泌失调，生殖机能紊乱，严重的还会影响孕妈妈正常排卵，导致不孕。其实，只要采取合理的饮食策略，少食多餐，科学饮食，完全可以达到目的。

通过运动的方法控制体重

每天爬20层楼梯，原地跑步或散步半小时，练15分钟瑜伽，周末进行郊游、爬山等户外体育运动，或进行游泳等运动，都可以帮助准妈妈减轻体重。如果上班的地方离家比较近，可以走路上下班，这也是锻炼的好机会。

小贴士

1.衡量一个人超重还是偏瘦，是通过测量人体内脂肪率的BMI值来进行的。BMI的计算以人的身高和体重为计算依据，用人体重的千克数除以人身高米数的平方，得出的数值就是BMI值。准妈妈的BMI值在20～25就比较适合怀孕。

2.不要通过吃减肥药的方式控制体重。

积极锻炼，把身体调整到最佳状态

有规律且适宜的体育锻炼与运动，能够促进女性体内激素的合理调配，确保受孕时女性体内激素的平衡与精子的顺利着床，避免怀孕早期发生流产，还可以促进准妈妈体内宝宝的发育和日后宝宝动作的灵活度，对减轻准妈妈分娩时的难度和痛苦也有非常大的帮助。

运动从细节开始

如果你以前并不经常锻炼，那么就不要急于开始大运动量的练习，可以从常规生活的一些细小变化开始，这些变化会改善你的基本健康状况。比如上班或逛商店的时候爬楼梯而不要乘电梯，回家的时候跑步上楼。这些都会提高心肺功能，为身体提供氧气、消耗脂肪，并全面提高肌肉的柔韧性。也可以每周骑自行车出去旅行一次，走路去车站，提前1～2站下车走到目的地，周末散步时可以一口气跑上5分钟再轻松散步，这样交替进行效果会更好。

小贴士

1.对于任何一对计划怀孕的夫妻而言，都应该在一定时期内进行有规律的运动后再怀孕。

2.比较适宜的孕前运动有：游泳、轻快稳健的散步、慢跑、骑自行车、跳舞、滑冰等。

运动要有规律

进行孕前运动时，保持规律运动很重要。每周进行3次规律的身体锻炼要比每周进行1次剧烈运动好得多。

停服避孕药多长时间可以怀孕

通过口服避孕药避孕的准妈妈，最好在停药6个月后再怀孕，以免避孕药给怀孕造成负面影响。

短期服用短效避孕药物

短期服用短效避孕药物，包括紧急避孕药，服药当月都可继续妊娠。

长期服用长效或短效口服避孕药

长期服用长效或短效口服避孕药至少要在停药6个月后才可怀孕，因为口服避孕药所含的人工合成激素成分是女性正常激素成分的很多倍，如果女性长期

 小贴士

1.通过口服避孕药避孕的准妈妈要等体内的避孕药残留全部排出、不存在危险时再怀孕。

2.如果采用皮下埋植法避孕，待取出埋植物后恢复正常月经周期1~2个月后再怀孕。

服用，就会造成体内大量的激素潴留，使胎儿生殖系统畸形的危险大大增加，还容易引起胎儿腭裂，脊椎、肛门和心脏畸形等。

X光检查危害大

女性在怀孕前一段时间内最好不要做X光检查。如果在怀孕前4周内做X光检查，就可能会引发胎儿问题。调查表明，在1000个儿童中，发现有不少三色色盲儿童，而他们的母亲腹部都曾接受过X光照射。可见，女性如果孕前做过X光透视，容易导致孩子色盲。医用X光的照射虽然很少，但它却能杀伤人体内的生殖细胞，使卵细胞遭受损害而发生畸变，从而导致流产、胎死腹中及胎儿畸形等。因此，为避免X光对下一代的影响，接受X光透视的女性，尤其是腹部透视者，最好过3个月或半年后再怀孕较为安全。

小贴士

1.平时尽量减少X光的照射，怀孕前4周内必须禁止做X光透视。

2.做过胸透、CT、钼靶（乳腺检查的一种）等X光类检查，最好3个月或半年后再怀孕。

应对雾霾，该怎么做

现在，几乎是谈"霾"色变，雾霾主要是由二氧化硫、氮氧化物和有毒颗粒物组成。雾霾中的有毒颗粒被人体吸入后，会刺激并破坏呼吸道黏膜，使鼻腔变得干燥，破坏呼吸道黏膜防御能力，细菌进入呼吸道，就容易造成上呼吸道感染等疾病。雾霾造成的危害并不仅限于呼吸系统。由于人体是一个统一的整体，吸入的物质可以经过人体的循环系统带到各个器官，并造成危害，这其中也包括对生殖系统的危害。雾霾天气对女性生殖力的危害主要表现在内分泌失调上。雾霾中的有毒颗粒物可以通过多种途径吸收侵入人体，从而对排卵造成影响。

虽然我们无法改变生存的环境，但是要有应对恶劣环境的招数。

减少外出

在雾霾天应减少外出，如必须出门，一定要戴上口罩。

食物应对

多食富含抗氧化剂的食物：饮食上，在保持营养均衡的前提下多食富含抗氧化剂的食物，如富含花青素的葡萄籽、含萝卜硫素的菜花、含番茄红素的番茄等。

多食润肺清肺食物：雾霾容易引起呼吸道感染，引起呼吸道疾病，所以应多吃些润肺清肺食物，如木耳、银耳等。

 小贴士

1.出门时，应戴专用的防雾霾口罩。

2.家中门窗紧闭时，可用空气净化机净化空气。

做好科学受孕

生命从精卵结合开始

　　精卵结合的过程也就是受精，生命便从这一刻开始。正常成年男子每次射入阴道内的精子虽有数千万甚至上亿个，但经漫长的路途，受到重重阻碍，最后能到达受精部位的精子只有几百个。人的卵细胞缺乏主动活动能力，完全依靠输卵管的蠕动而被运输。当成熟的卵子排出时，常常落在腹腔内输卵管伞端附近，依靠输卵管伞端上皮细胞纤毛，经过8～10分钟的时间，吸入输卵管并运送到壶腹部。如果卵子在排出24小时内遇到有受精能力的精子，就可能在此受精。

受精的过程

　　在女性生殖道中的精子受孕能力为3天，而卵子的存活时间为48小时。精子进入女性生殖道后与卵子相遇，大量精子存在于卵子周围，但只能有一个精子与卵子接触，并发生细胞融合，完成受精过程。一旦一个精子进入卵子，就会发生某种反应而阻止其他精子进入，以保证单精子受精。

受精卵着床

　　卵子受精后便成为受精卵，它标志着一个新生命的开始。受精卵在受精后约24小时开始有丝分裂，同时借助输卵管蠕动和其内腔纤毛推动移向子宫。24～36小时受精卵为双细胞阶段，以后

小贴士

　　人的卵细胞缺乏主动活动能力，如果精子的活力不够，是不容易与卵子结合的，因此，男性要保护好自己的精子，保证精子的质量和活力。

每12小时分裂1次，到72小时，发育成一个由12～16个细胞组成的实心细胞团，因为形如桑葚，故称为桑葚胚，而这一发育阶段称为桑葚期。

女性一生的排卵总数是有限的

卵子是由女性性腺卵巢产生的，直径约为0.2毫米。卵巢的主要功能除分泌女性必需的性激素外，就是产生卵子。女孩在胚胎时期的3～6孕周时即已形成卵巢的雏形。

女性一生产生多少卵子

每个女孩在出生前，卵巢中就已有数百万个卵母细胞了，经过儿童期、青春期，到成年也就只剩10万多个卵母细胞。卵母细胞包裹在原始卵泡中，在性激素的影响下，每个月只有一个原始卵泡成熟，成熟的卵子再从卵巢排出腹腔。一般来讲，女性一生成熟的卵子为300～400个，其余的卵母细胞都在发育过程中退化死亡。

卵子能存活多久

一个卵子排出后约可存活48小时，在这48小时内等待着与精子相遇、结合。若卵子排出后由于多种原因不能与精子相遇形成受精卵，便在48～72小时后自然死亡。失去这次受精的机会，就要等到1个月后另一个卵子成熟并被排出，才能受孕。

小贴士

1.女性一生排卵的数量是有限的，如果计划怀孕，要科学地计算好排卵期，这样更容易受孕。

2.由于生育年龄的向后推移，人体受外界及内部机体影响，体内的毒素增多，从而使卵细胞受到污染，因此，应选择适龄生育（25～30岁），保持健康的心态，保证身体有一个和谐的内分泌环境，制造出最健康的卵子。

决定生男生女的X、Y染色体

人类的生殖细胞中有23对染色体，其中22对为常染色体，1对为性染色体，性染色体决定人的性别。女性的性染色体为XX，男性的性染色体为XY。在受孕时，染色体要经历两个过程，即分裂过程和结合过程。

染色体的分裂与结合

在精卵细胞发育过程中，要经过减数分裂，即一对染色体要分为两条染色体，23对染色体就分成了两组23条染色体。来自父亲的23条染色体和来自母亲的23条染色体结合后，形成孩子的23对染色体。

决定男女的性染色体

母亲的性染色体都是X染色体，卵细胞只能带有一种X染色体。父亲的性染色体有的带有X染色体，有的带有Y染色体，带有X染色体的精虫叫雌精虫，带有Y染色体的精虫叫雄精虫。父亲的雄精虫和母亲的X染色体结合，就会生男孩；父亲的雌精虫和母亲的X染色体结合，就会生女孩。可见，生男生女是由男方来决定，而不是由女方来决定。

小贴士

有些遗传病与后代性别有关，如血友病、假肥大型进行性肌营养不良等遗传病只传给男孩。如果已知家族有这种遗传病，在该家庭成员怀孕时，应做产前诊断和胎儿性别诊断，有选择地控制胎儿性别，以免患儿出生给家庭和社会带来负担。

排卵的准确预测

一般情况下，正常女性每个月仅排出一个成熟卵子，一年排出成熟卵子约12个，也就是说女性一年只有12次左右的受孕机会。如何推算自己的排卵日期，以便更好地受孕呢？下面介绍4种方法。

基础体温法

每天早晨醒后尚未起身时，立即测出的体温称为基础体温。女性在排卵日前的一段日子里，基础体温一般在36.5℃以下，到排卵日前一天，体温会再降一点儿，排卵日这天最低。

宫颈黏液法

在月经周期后半段，子宫分泌的黏液（白带）又黏又稠，形成一个"栓子"堵住子宫颈口，此时即使再强有力的精子也无法通过子宫颈口这一"关卡"。到了排卵期子宫分泌的黏液（白带）又清又薄，子宫颈开启，精子也就容易通过，进入子宫。

经间痛感觉法

每个月女性的卵子从一侧卵巢中发育成熟，释放出来，游向输卵管。离开卵巢的这一过程需要1～2分钟。此时卵子释放出来会造成轻微出血。如果这时的出血部位正好对着腹膜，就会感觉隐隐约约的疼痛，称为经间痛。有这种感觉的女性可以根据以往的经验，在估计的排卵期前后注意自己的感觉，预测自己的排卵日。

 小贴士

1.最好几个方法联合使用，以提高准确性。

2.上面几种预测方法只适用月经规律的女性，月经不规律的女性较难测准。

3.有内分泌紊乱且长期服用某些药物等情况者不易测准。

日程表法

月经规律的女性，可以利用月历卡来推算自己的排卵日期，一般来说，排卵日在下一次月经来潮前的第14天。

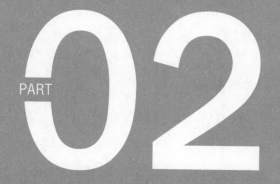

PART

02

孕早期

（第1～12周）

在孕早期，由于各种妊娠反应会使孕妈妈出现生理、心理上的许多不适，同时胎宝宝也进入各个器官及神经系统发育的关键时期。所以对于孕妈妈饮食营养、健康保健、生活细节、情绪调节及如何对胎宝宝进行早期胎教等方面有严格的要求，只有在孕早期做好这些事情，才能保证胎宝宝的健康成长。

发育情况

胚胎经历怎样的发育过程

胚体的形成

受精后，精子和卵子已经结合在一起形成受精卵，受精卵有0.2毫米大小。受精卵经过3~4天的运动到达子宫腔，在这个过程中由一个细胞分裂成多个细胞，并成为一个总体积不变的实心细胞团，称为桑胚体。受精1周后，黄体分泌一种孕激素，这种激素帮助胚胎埋入子宫内膜，这样受精卵顺利安置下来，进行有规律地生长。

胚胎的发育

在孕早期，胚胎细胞的发育较快。这时，它们有3层，称三胚层。三胚层中的每一层都将形成身体的不同器官。最里层形成一条原始管道，它以后发育成肝、胰等腺体，呼吸道、消化道的上皮，中层将变成骨骼、肌肉、循环系统、排泄系统、生殖系统等。最外层将变成神经系统、感觉器官、表皮及附属结构。这3个细胞层分化成一个完整的人体。

小贴士

1.孕早期时孕妈妈要特别注意加强营养，丰富的营养会给胎宝宝脑细胞和神经系统一个良好的成长环境。

2.当决定要孕育一个胎宝宝时，千万不要自行服用感冒药或其他药物，否则会对胎宝宝造成极大的伤害。

孕早期是致畸敏感期

孕早期是致畸敏感期，如果错过孕早期保健的机会，就意味着错过了保证生一个健康宝宝的第一个关键时期。

孕早期也就是怀孕后1～3个月内这段时期，这一时期是胎宝宝的重要组织、器官的分化期，这时，胎宝宝对外界的不良刺激最为敏感，是畸形的高发期，所以孕早期的保健尤为重要。

可能致畸的因素有很多种，比如孕妈妈发热、吸烟喝酒、偏食挑食、滥用药物、接触有毒有害物质等。

加强孕早期保健可以成功地减少畸形儿的出生，孕妈妈们应注意以上提到的几个致畸因素，从而防患于未然，为生个健康、聪明的宝宝，迈出坚实的第一步。

小贴士

1.凡在未避孕情况下，月经一过期即应按照怀孕对待，避免各种问题，直至排除怀孕为止。

2.孕早期要克服妊娠反应影响，少食多餐，尽量保证平衡膳食，不论蔬菜、水果、肉类、粮食都要吃一些，保证起码的营养，不求量多，但要避免饥饿。

3.偏食、挑食容易造成营养失衡，不利于胎宝宝生长，并且也会影响孕妈妈身体健康。

4.孕期生病要请医生治疗，不得滥用药物，因为有些药物对胎宝宝发育有不良影响。

5.避免接触对胎宝宝有毒、有害的物质，例如放射线、农药、铅、汞、镉等物质。

6.要注意避免精神刺激，如不看恐怖电影等。

孕妈妈体形变化较小

孕妈妈在怀孕的前3个月内体形一般都没有什么明显变化，因为这个时候的胎儿还只是个胎芽，所以孕妈妈的肚子基本没有变化，有的孕妈妈在这个时候会变胖，那也是因为她们吸收得好，长肉长得多，而不是胎宝宝引起的变化。

小贴士

1.孕妇要根据目前的身材选购内裤，尽量选择腰围可随体形变化、怀孕周期而可伸缩调整的内裤。

2.选择棉质、易吸汗、弹性好的孕妇内裤，以保持会阴部的干爽和舒适，不要选购无品牌的劣质产品。

3.经常清洗会阴部位，保持卫生清洁，并及时清洗更换下来的内裤、内衣，洗完后放在阳光下晾晒杀菌。

乳房会发生哪些变化

当精子与卵子结合成为受精卵并在子宫内开始成长的时候，雌激素和孕激素会大量增加。从这时起，乳房的变化也就开始了。

刚怀孕时，乳房沉重、疼痛

刚刚怀孕时，女性会有乳房沉重、疼痛以及发紧的感觉——这是怀孕的第一个信号。有些人感觉像是月经来前的乳房疼，但是要比之更剧烈。

怀孕早期，乳房会涨大

到了孕早期，乳头会变得更加坚挺和敏感。乳晕逐渐扩大，颜色变深。乳晕上的小突起会更加突出。这些小突起是乳晕腺，它可以分泌一种油性的抗菌物质，对乳头起清洁、润滑和保护的作用。同时，整个乳房会涨大，表面皮肤的纹理也会更加明显。乳房的发紧、沉重以及丰满感，依然会比较显著。

孕妈妈身体代谢率增加

孕妈妈从怀孕开始，基础代谢率逐渐增高，至孕晚期可增高15%～20%。

小贴士

1.如果乳房疼痛感严重，可用冷敷的方法来缓解。

2.合适罩杯的乳罩能够帮助你保护乳房，选一家专业的内衣店，根据自己实际的尺码来购买让乳房舒服的乳罩。

糖代谢增高

怀孕期间由于胰岛素功能旺盛，胰岛素分泌增多，以适应孕期糖代谢增高的需要。孕妇空腹血糖值与非孕女性相似或稍低，而血浆胰岛素值高，做糖耐量试验血糖幅度增高很多并且恢复会缓慢，这就是孕妇在怀孕时糖代谢变化所致。

脂肪代谢加速

怀孕后脂肪代谢的变化相对比较明显，孕期肠道吸收脂肪能力增强，血脂增加，脂肪积存较多。在孕期如果能量消耗过多，糖原储备减少，迫使动用大量脂肪，致使血中酮体增高。因此，当发生妊娠剧吐或产程过长，导致糖原储备减少时，可发生酮尿症。

蛋白质需求量加大

母体储备的营养，除供应母体本身需要，还要供应胎宝宝生长发育，此外，因为分娩时要消耗掉很多力气，这时候的蛋白质补充也是为了分娩做准备的。

机体水分增加

很多人不知道怀孕期间机体水分增加约6.8升，水、钠潴留与排泄形成适当比例而不引起水肿。但后期组织间液可增加1升~2升，因此，会出现下肢水肿。

矿物质元素需求增加

胎宝宝生长需要充足的铁、钙、磷。胎宝宝骨骼和胎盘生长需要钙，胎儿造血需要较多的铁，所以为了胎宝宝健康地生长，在怀孕期间孕妈妈需要补充营养。

小贴士

1.怀孕期间身体代谢率增加，较容易出汗，所以孕妈妈每天应至少沐浴1次，以保持皮肤清洁。沐浴时，注意安全，避免滑倒。孕期不宜盆浴，最好用淋浴。

2.孕妈妈如果钙补充不足，会出现腿部抽筋、牙根痛等症状。

3.若孕妈妈铁储备或补铁不足，容易发生缺铁性贫血。

如何知道怀孕了

停经是怀孕最早的表现

停经是最容易也是最常注意到的怀孕征兆，正值生育年龄、平均月经周期正常的女性，如果在性行为后超过正常经期两周月经还没有来，就很有可能是怀孕了，这是怀孕的最早信号，超过经期时间越长，怀孕的可能性就越大。

不过，并不是只要不来月经就是怀孕，最好到医院去诊断，因为女性的生殖功能很敏感，没有来月经的原因很多，比如卵巢功能不佳、工作忙碌、考试紧张等导致激素分泌异常，都有可能会引起月经迟来。

除月经没来之外，也要观察自身生理上是否发生了其他变化，千万别把出血当作月经来潮。因为在怀孕的初期，有可能会出现类似月经，但并非月经的经样出血症状，还有一些女性会因受精卵着床而下体出血。

小贴士

1.平常月经周期就不正常的女性，较难以月经是否来潮作为怀孕的判断准则，最好要经过医生的诊断，这才是最安全可靠的。

2.经样出血虽然是少量颜色较淡的出血，但有可能是流产的先兆，应该及时找医生诊断。

6周左右常会出现早孕反应

为什么会出现早孕反应

停经以后孕妈妈会逐渐发生一些异常现象，这是由于呕吐中枢对增多的雌激素暂时不能适应，或与精神因素有关，因此会有早孕反应。

早孕反应有哪些

早孕反应的症状也会因人而异，大部分孕妈妈在怀孕初期都

小贴士

1.如果不是恶心、呕吐得非常厉害，就不需要就医，因为这些症状都是怀孕初期的正常现象。

2.早孕期间饮食习惯和食欲会有所改变，例如对烟、酒、茶和油炸食物兴趣减退，而喜食酸、咸、冰食物和水果，甚至还会偏食。

会有恶心、呕吐的感觉。孕期最开始是怕冷，以后逐渐会有疲乏、嗜睡、头晕、恶心、反胃、食欲不振、挑食、喜爱酸食、怕油腻味等症状，唾液的分泌量也会逐渐增加，晨起后甚至还会呕吐。

早孕反应持续多久

一般情况下，怀孕6周左右会出现早孕反应，快的时候怀孕5周就会出现，大多数人会持续3个月，通常在3个月后，早孕反应自动停止。

如何使用早孕试纸

什么时候使用早孕试纸可以测出怀孕

怀孕试纸是一种检测是否怀孕的简单方法，女性受精后不久，胎盘滋养层细胞就会分泌一种人绒毛膜促性腺激素，即HCG，在受精卵着床后几天才出现在尿液中，而且达到一定量时才能检出。因此，从理论上讲，排卵的第9天，也就是月经的第23天，才可以用早孕试纸检查出是否怀孕，但是由于测试的方法和时间的限制，也不可能达到100%的准确率。

早孕试纸使用方法

1.取尿：取晨尿中段，也就是早上起来第一次小便时的尿，在中间的那部分取一点儿来测试。

2.检测：持试条将有箭头标志的一端浸入装有尿液的容器中，千万不要浸过标志线，即箭头的第一条线，约5秒钟后取出放平，在5分钟内观察结果，最长不能超过15分钟，因为15分钟后的结果是不准确的。

3.观察结果：只出现对照线（就是最上面的那条红线），尿液呈阴性，表明没有怀孕。

对照线、检测线（就是对照线下面的那一条红线）都出现且检测线显色清晰，尿液呈阳性，表明已经怀孕。

检测线显色弱于对照线，尿液呈弱阳性，表明可能怀孕，请隔天再用晨尿重测。

检测线显色强于对照线，尿液呈强阳性，表明已经怀孕一段时间了。

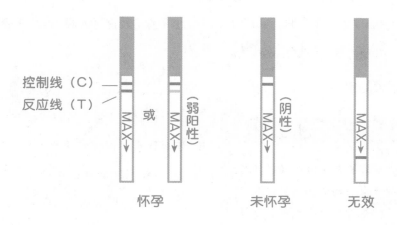

控制线（C）
反应线（T）

怀孕　　　　　　　未怀孕　　　无效

常会出现尿频现象

为什么会出现尿频现象

　　孕妈妈会出现尿频现象，这是由于孕妈妈子宫逐渐增大后压迫膀胱而引起的尿频。孕妈妈经常刚上完厕所没过多久，又会有尿意。同时有研究表明，孕妈妈身体中激素分泌的改变也是产生尿频的原因之一。这一时期出现的尿频现象到了孕期的第4个月，子宫出了骨盆腔而进入腹腔中，膀胱所受压力减轻，症状就会逐渐缓解。

应对尿频的措施

小贴士

　　1.有的孕妈妈怀疑尿频是由膀胱炎引起的，这里提醒一下，如果排尿时没有伴随疼痛或残尿感，就不是膀胱炎，而是正常的妊娠反应。
　　2.控制饮水量，不是少喝水或不喝水，而是有计划地喝水。
　　3.外出前提前排完小便，以免外出时不方便。

　　控制饮水量：孕妈妈要有计划地饮水，保持每天至少8次饮水，每次200毫升，共1600毫升左右即可。白天适当多喝水，睡前尽量减少饮水，以免半夜频频起床而影响休息。

　　加强锻炼：平时可做一些会阴肌肉收缩的运动，这样有利于收缩骨盆肌肉，从而控制排尿。

及时到医院请专科医生检查

　　单凭停经的症状并不能说明已经怀孕了，但它暗示你的身体已起了变化。有时候，一些疾病也会导致停经。早孕试纸的准确率也不是100%。判断是否怀孕，最准确的方法还是上医院做尿检。尿检和早孕试纸的原理是一样的，都是通过HCG是否升高来判断是否怀孕，但它的准确率要比早孕试纸高得多。即使早孕试纸检测结果是准确的，但它并不能确定胚胎的位置。因此，女性在停经和使用早孕试纸检测后，还是要及时到医院请专科医生检查。

小贴士

对于有不规则出血的育龄女性，若自己用早孕试纸检测为阳性，要考虑是否有异位妊娠，即宫外孕的可能，应及时就医检查。

孕早期的产检

首次产检应在孕12周之前

怀孕、分娩对大多数女性来说是正常的过程，但也有部分女性在怀孕、分娩的过程中可能会出现各种各样的问题，为了保证孕妇和胎儿的健康，应做好孕期检查，及时发现问题，及时纠正治疗，减少孕妇和胎儿的危险。

一般来说，第一次系统的产前检查应在怀孕12周之前，第一次产检主要内容是确诊怀孕和怀孕时间、推算具体的孕周和预产期、采集病史及分娩史和体格检查。

采集病史及分娩史

采集病史及分娩史的内容包括一般情况、此次怀孕的情况、既往怀孕的情况、既往病史以及家族史等。

孕产史

孕产史是指有无流产史（包括自然流产和人工流产）、早产史、死胎史或死产史等。了解既往分娩方式是自然生产还是手术分娩，有无产科并发症及产后感染，了解分娩婴儿的性别、体重、是否健康、有无疾病和畸形等。

体格检查

体格检查包括测量身高、体重、血压以及全身检查和产科检查等。

小贴士

1. 孕妇正常血压不应超过140 / 90毫米汞柱，如果超过，则属异常，应该及时就诊治疗。

2. 肥胖的孕妇在孕期出现妊娠期高血压疾病、妊娠期糖尿病的概率会增多；消瘦的孕妇容易伴发营养不良、贫血及胎儿发育受限等症状，这些都属于高危情况，应予以重视。

首次产检应做乙肝、梅毒和艾滋病检查

艾滋病是一种人类免疫缺陷性疾病，是一种传染性疾病，发病时明显影响患者寿命和生存质量，且目前尚无根治的药物；梅毒也是一种主要通过性行为传播的疾病；乙型肝炎则是一种血液传播性疾病。

近20年来，艾滋病、梅毒和乙肝的发病情况不容乐观，随之而来的就是其母婴传播的问题。因而国家有关政策规定，孕妈妈在医院做产检时，要检测艾滋病、梅毒、乙肝项目一次，尽可能地减少母婴传播造成的儿童感染艾滋病、梅毒和乙肝。

小贴士

1.如果孕妈妈患有艾滋病、梅毒、乙肝等传染病，要进行积极治疗。

2.如果孕妈妈患有艾滋病，人工喂养是最安全的选择，要避免母乳喂养。

3.如果孕妈妈患有梅毒，婴儿出生后经新生儿科用药预防性治疗后再出院。

4.乙型肝炎表面抗原阳性孕产妇如果同时存在肝功能异常或乙型肝炎病毒复制异常增高的情况，应避免母乳喂养。

建立孕妇健康档案

一般怀孕满12周就可以到各地区的医院建立孕检表，有了孕检表才可以建档，建档时一般不需要什么证件。步骤如下：

去医院窗口挂个号，然后到产科，产科门口的引导护士会让你测量血压和体重，然后进入建档专门房间，自己填写有关资料后由医生查问相关资料并检查胎心是否正常，然后开单，开始检查，需要检查的项目有以下几种。

空腹验血：测血型、肝功能、甲状腺功能常规检查、血清铁测定、葡萄糖（空腹）测定、肾功能、梅毒螺旋体特异抗体测定、血清铁蛋白测定、HIV抗体测定、乙肝三系定性检查、丙型肝炎抗体测定等。

尿样检测：取中段尿，不能让白带残留在尿杯中，以免检测结果不准。

心电图：跟一般体检做的一样。

B超：一般正规医院医生建

小贴士

1.最好在验尿当天早上洗一次外阴，或者在小便前用干净的纸巾把白带擦干净。因为孕妇的白带比一般人多。

2.各医院规定的首次孕检周数不太一样，不过一般都在15周左右。

议要做一次B超。

　　然后，医生会告诉你情况和下次来的时间，这就算建档了，建档的手册会留在医院保存，自己有一张卡片，上面有编号，便于医生查找档案。

跟医生一起计算预产期

　　知道了预产期，就可以掌握分娩的大致时间，还可以掌握胎宝宝是否早产等情况，以便采取相应的措施。最好和医生一起来计算预产期，这样计算结果会更准确。计算预产期的方法有以下几种。

按月经周期计算

　　整个怀孕周期为40周，即280天，从末次月经的第一天算起。计算方法是末次月经的月份加9或减3（如果月份大于3就用减3，月份小于3，就用加9），日期是日数加7，所得结果就是预产期的月份和日期。

 小贴士

　　1.按月经周期计算预产期的方法是针对经期为28天的女性而言，如果某些女性的月经周期是35天者，则预产期要推迟7天，月经周期为25天者，预产期要提前3天。

　　2.在用胎动时间计算预产期时，如果孕妈妈不是第一次怀孕，则应用第一次自觉胎动时间加上22周，来推算出预产期。

按早孕反应时间计算

　　如果女性月经不规律或忘记了末次月经时间，可根据早孕反应出现的时间来推算。早孕反应通常在怀孕后6周左右出现，故可用早孕反应出现的时间加上34周，即为预产期。

按胎动时间计算

　　一般在妊娠18～20周开始自觉胎动，初产妇用第一次自觉胎动的时间加上20周，即为预产期。

二胎产检应注意什么

怀二胎的妈妈大都是高龄孕妈妈，高龄孕妈妈风险较大，发生妊娠疾病、流产的概率高，要想生个健康的宝宝一定要注重产检，特别是以下4项检查千万不能忽略。

糖筛

孕前体重过重、有多囊卵巢综合征、一胎时患有妊娠糖尿病、父母或直系亲属有糖尿病等情况，二胎首次产检就应进行糖尿病筛查。没有高危因素也必须在孕24周左右做血糖筛查试验。

监测血压

高龄孕妈妈容易出现妊娠期高血压，最好家中常备血压计，每天同一时段监测一次，如果出现头痛、血压升高以及腿肿等情况，尽快去医院。

超声检查

二胎孕妈妈在怀孕期间至少要做3次B超检查，不仅可了解胎宝宝的发育状况，确定能否自然分娩，同时排除胎宝宝严重畸形，例如心脏、脑结构畸形等。

胎心监护

在怀孕的最后1个月，二胎孕妈妈要特别注意胎动情况，做好胎心监护，以了解胎宝宝的情况。

小贴士

二胎导致流产、死胎、胎儿畸形的概率比一胎要高得多，因此，怀二胎更要坚持做产检。

高龄孕妈妈应进行产前诊断

高龄孕妈妈怀孕、分娩的危险性要比年轻孕妈妈高，因此，在怀孕期间，高龄孕妈妈除了要进行例行产检外，还必须做一些有针对性的检查，以确保母子平安。

母血筛查化验

先天愚型儿除了遗传因素外，唯一与之相关的因素就是妊娠年龄。目前，母血筛查是早期发现先天愚型儿的首选办法。这种检查安全、无创伤，筛查率可以达到60%~80%。对筛查出的可疑胎儿通过羊水诊断便能确诊，准确率达到99%。

绒毛膜绒毛细胞检查

绒毛膜绒毛细胞检查的最好时机是在怀孕后40~70天内。通过取绒毛膜就能诊断胎儿有无遗传病，且准确率很高。而且，这项检查的时间早于羊水检查，可以使对胎儿的诊断从孕中期提前到孕早期。这项检查对胎儿和孕妇没什么不良影响。

 小贴士

1.孕妈妈应该在怀孕8~9周时去做母血筛查化验，35岁以上的高龄孕妈妈是重点筛查对象之一。

2.年龄大于35岁的女性一旦怀孕都应该在适宜的时间去做羊水穿刺检查。如果诊断胎儿是先天愚型儿，可以及时终止妊娠。

羊水穿刺检查

羊水穿刺检查主要用于高危妊娠的女性。目前，在B超的协助下于怀孕16~18周穿刺羊水，从中取出胎儿脱落的细胞进行染色体分析，便可以对胎儿做出宫内诊断，判定其有无遗传性或先天性代谢疾病等。

B超检查

B超可以检查出多种先天畸形，如无脑儿、脑积水、头小畸形、脊柱裂、多囊肾、肾盂积水等。一般在妊娠16周左右去正规医院进行这种检查。

应注意的生活细节

继续服用叶酸防止胎儿畸形

怀孕的前3个月和怀孕初期的3个月，是服用叶酸最好的时间。但这并不是说其他时间就不用吃叶酸片了，叶酸片应该在整个孕期都要服用。而为什么这6个月是吃叶酸片的最好时间呢？因为在怀孕初期，胎盘刚刚形成的时候需要大量的叶酸，如果这时缺少叶酸会严重影响胎儿的发育，而人体的叶酸不是靠用药短期就可以提升的，因此在准备怀孕的前3个月和怀孕初期的3个月吃叶酸是最好的。

叶酸缺乏，容易引起孕妇贫血。体内叶酸严重缺乏，会造成新生儿低体重和中枢神经系统的畸形。因此，怀孕后应继续服用叶酸，以防止胎儿畸形。

小贴士

1.每个人的体质不同，每天需要补充多少叶酸含量也不同，最好在医生指导下服用。

2.绿叶蔬菜中叶酸的含量最多，动物肝脏、豆类、花生中也含有较多的叶酸。偏食或者蔬菜煮沸过久等不良饮食习惯、营养不良是造成缺乏叶酸的主要原因。

复合维生素是不错的选择

怀孕后，孕妇对各种营养素的需要是非孕时的1.8倍，孕妇对维生素A、维生素C、维生素D的需要量也大大增加。因此，孕早期最好选用专门为孕妇设计的复合维生素制剂。这些产品严格按照国内外营养专家的指导剂量，并充分考虑各个营养元素之间相互促进吸收的作用，配比合理。这是单一维生素类药物无法比拟的，而且免去同时服用多种维生素的麻烦。

小贴士

1.维生素虽然是身体所必需，但要适量补充，而不是多多益善，补充过多会导致中毒，诱发各种疾病。

2.补充维生素要考虑摄入量和吸收量的关系，吸收率高的补充量适当少一些，吸收率低可适当多补一些。

3.对营养知识有一定的了解，关心自己和宝宝的营养状况。最好去看营养门诊，经过专业营养医师的指导，知道自己一天应该吃多少量的食物。这类孕妇不需要补充复合维合素。

2.食物品种多样化，不挑食、不偏食。荤素搭配，喜欢吃新鲜蔬菜、水果，奶、蛋和荤菜能每天保证。烹调时很少用长时间烧煮蔬菜的方式。这些孕妈妈不需要补充复合维生素。

3.孕妇配方奶粉也按孕妈妈需要的比例添加了维生素，如果平时有饮用孕妇配方奶习惯的人，也可减少或不服用维生素片。

不能盲目进补，应均衡摄入营养

如果孕妈妈在怀孕期间乱用补药，会使阴阳气血失调、脏腑功能受到干扰，出现各种不适症状，甚至造成严重后果。所以，怀孕期间补充营养很重要，均衡营养更重要。

孕期的均衡营养应当粗细搭配、荤素全面。只有这样，才能达到全面科学的营养需求，保证孕妈妈和胎宝宝的身体健康。

保持体重适当地增长

孕妈妈不要害怕自己长胖而不敢吃东西。只要在怀孕期间，保持体重适量地增长就可以。体重既不能增长太快，也不能增长太慢。如果太慢的话，就可能营养不良，会影响胎宝宝的生长发育。如果体重增长太快，也会导致巨大儿、大头儿等，容易造成难产，同时也容易引起慢性高血压和妊娠高血压综合征等各类疾病。

饮食营养保持全面均衡

每天的饮食要多样化，不能一味吃肉，也不能一味吃素。在补充一些营养物质的同时，也要多吃一些粗粮和杂粮，多吃新鲜瓜果，少喝碳酸饮料。

小贴士

1.孕妈妈要比平时摄入更多的营养，但切忌暴饮暴食。

2.不要吃太甜或者太油腻的食物，刺激性食物也要少吃。

多食富含铁的食物以防贫血

在怀孕期间，很多孕妈妈容易出现贫血，这是很危险的。孕妈妈要注意选择一些含铁比较丰富的食物，比如肝脏、鱼类、大豆、瘦肉等，同时多吃富含维生素C的食物，因为维生素C也可以促进铁的吸收。

少食多餐、清淡饮食能缓解孕吐

孕吐是正常的妊娠反应，通常从怀孕第5周开始，到第12周左右结束，大部分孕妈妈过了13周后，孕吐反应会自然好转。应对孕吐反应主要还是在饮食上进行调理，建议做到以下几点。

少吃多餐

反应期间，胃肠蠕动减慢，消化能力下降，三餐不要多食，以免引起胃部不适或恶心呕吐。可在三餐间准备少量的食品，如水果、果汁、牛奶、面食等，感觉胃部不适时，立即吃下可得到缓解。

饭菜要清淡、爽口、不油腻

多吃容易消化的食物，如稀粥、藕粉、烂面条等。

食物烹调要多样化

食物烹调尽量是孕妈妈喜欢的口味，如糖醋味、酸味，这些有增进食欲的作用。

食物温度不要太高

如果食物温度太高，热气容易刺激嗅觉，诱发呕吐。可适当吃些冷食。冷食的气味较小，有助于抑制胃肠的蠕动。酸奶、冷饮等均能够减少呕吐。

准备一些开胃小零食

酸梅、柑橘、牛肉干、陈皮、坚果类等开胃小零食有助于缓解孕吐反应。

小贴士

1.晨吐反应重的孕妈妈，在早晨起床前吃一些烤馒头片、咸味面包、饼干等，可吸附一定量的胃酸，有利于减轻孕吐。

2.早孕反应时孕妈妈对气味相当敏感，即使是油味、鸡蛋味、鱼腥味也会引起呕吐，因此最好不要让孕妈妈离厨房太近。

3.最好不要吃山楂制品，因为山楂有收缩子宫的作用。

4.如果孕吐反应较严重，如持续性呕吐，甚至不能进食进水，营养严重缺乏，必须到医院输液治疗，以免引起代谢紊乱，造成意外。

应及时补充水分

怀孕期间血容量增加，而且新陈代谢也发生了很大的变化，需要补充水分，但要注意补充水分不是越多越好，而是要合理补充。

饮水因人、因季、因境而异

孕妈妈应根据自身的身体活动、环境温度及时调整和补充水分，饮水应以少量多次为宜，一般一天内任何时刻都可以饮水。

最好选择白开水

不少孕妈妈及家人错误地认为，纯净水、超纯水会比一般的矿泉水、白开水更加干净，其实，这些超纯水中的水分子不仅不易吸收，而且在大量饮用时，会带走人体内的微量元素，降低人体的免疫力。因此，白开水是孕妈妈的最佳选择。

定时定量喝水

孕期缺水，容易造成孕妈妈身体内分泌失调、皮肤干燥、便秘等。很多孕妈妈总是等到口渴的时候才喝水，其实，这个时候已经是缺水状态了，为了避免缺水的情况发生，孕妈妈必须坚持定时、定量补水。

每天不少于6杯水

怀孕期间，孕妈妈要养成健康的生活方式，合理安排生活

 小贴士

1.孕妈妈不要喝在热水瓶中贮存超过24小时的开水，因为随着瓶内水温的逐渐下降，水中含氯的有机物会不断被分解成为有害的亚硝酸盐，对孕妈妈身体的内环境极为不利。

2.孕妈妈晨起喝水，应该喝与室温相同的开水，天冷时可喝温开水，以尽量减少对皮肤的伤害。

节奏，每天保证不少于6杯水，分别在早上起床后、上午10时、午餐后1小时、下午4时、晚餐后1小时、睡前1小时进行补水。

适当锻炼有好处

孕妈妈适当运动是非常有必要的，尤其是对于生活在大中型城市的孕妈妈，可能会因为有车或整日坐在办公室工作而缺乏足够的活动量，所以，这一群体有必要每天增加一些活动，以使血液流畅，新陈代谢量增加，身体活力加强。

孕早期最适合的运动方式

孕早期最适合的运动方式是散步。散步对孕妈妈来说运动的强度很适宜，每天散步半小时，对增加呼吸量、促进胃肠消化、增强腹部血液循环都有好处，对胎宝宝的健康发育也能起到一定的作用。

小贴士

1.如果孕妈妈在散步时出现头晕、气短、心跳加速、胸闷等症状，要马上停止。

2.避免引起腹部震动的运动，如骑马、跳绳等。

3.做孕妇健身操或瑜伽时，要在老师的指导下进行。

4.孕早期不宜长途旅游。

保证充足的睡眠

孕妈妈在孕早期拥有良好的睡眠习惯，对于孕妈妈及胎宝宝的健康都有好处。

充足的睡眠有利于孕妈妈身心健康

孕妈妈在睡眠时，脑部的脑下垂体会分泌出生长激素。这种激素有利于孕妈妈消除身心疲劳，对身心起到良好的平衡调节作用。

充足的睡眠有利于胎宝宝成长

这种生长激素也是为了胎宝宝成长而分泌的，是胎宝宝生长发育中不可缺少的物质条件。许多孕妈妈会一度变得嗜睡，其实就是为了释放所需的激素，使之为自身及胎宝宝服务。

小贴士

1.整个孕期特别是孕早期，孕妈妈的睡眠时间要比平时多1~2小时，最低也不要少于8小时。

2.职场孕妈妈大多睡不了午觉，在晚上就更要多安排时间睡眠。

3.孕妈妈最好根据自身实际情况制订一个恰当的睡眠计划。

4.孕早期，由于胎宝宝在子宫内发育仍居于母体盆腔内，受外力直接压力作用小，所以选择一些舒适的睡眠姿势，如仰卧位、侧卧位。千万不要趴着睡或搂着东西睡，以免腹部受挤压。

暂时和性爱说再见

性生活是夫妻间的正常生理需求，但当妻子怀孕后，尤其在孕早期应极力避免过性生活，原因有以下2个方面。

易造成胎盘脱落而导致流产

由于孕早期胚胎正处于发育的关键阶段，特别是胎盘和母体子宫壁的连接还不紧密，如果进行性生活，很可能由于动作不当或精神过度兴奋而使子宫受到震动，极易造成胎盘脱落，甚至导致流产。

影响母婴健康

　　孕妈妈在怀孕后内分泌功能发生改变，对性生活的要求也随之降低，如果在这种情况下进行性生活，有可能会影响孕妈妈的情绪，进而影响胎宝宝的健康发育。所以为了保证孕妈妈和胎宝宝的健康，孕早期应避免性生活。

做好外阴部的清洁卫生

　　怀孕后体内雌激素会随着孕周增加而逐渐增多，促使子宫颈、子宫内膜的腺体分泌，如果护理不恰当，就可能引起外阴炎和阴道炎，导致胎宝宝在出生经过阴道时被感染。因此，孕妈妈要做好外阴部的清洁卫生。

每天清洗外阴

　　每天用温开水清洗外阴2～3次，但不要清洗阴道内。孕期白带稍微多些也是正常的，只要没有质地和颜色方面的变化，基本不要担心。

专用的浴巾和水盆

　　为防止交叉感染，孕妈妈要使用专用浴巾和水盆。

天天更换内裤

　　天天更换内裤，换下的内裤要及时清洗，洗净后在日光下晾晒。

　　1.最好不要用市面上的护理液，用清水清洗即可。

　　2.每天排便后用浸泡过硼酸水的脱脂棉块，由前向后进行擦拭。擦过一遍的脱脂棉要扔掉，第二遍要用新棉块。

　　3.如果外阴出现瘙痒，不要使用碱性大的肥皂清洗外阴，请医生指导护理并按医嘱去做。

4.如果白带增多的同时，颜色及性状也发生了变化，并有不好的味道，要赶快去看医生。

使用孕妇专用护肤品

孕妈妈由于孕激素影响，肌肤较为脆弱，因此更需细致护理，尤其是现在的孕妈妈，年龄都比较大，皮肤已开始走"下坡路"，如果此时不能好好护理，肤质很可能急速下滑。但是，考虑到腹中的胎宝宝，孕妈妈在选择护肤产品时一定要慎重，最好选择性质温和的纯植物孕妇专用护肤品。每一个孕妈妈都希望拥有美丽水嫩的肌肤，正确使用孕妇护肤品能发挥到最大的效果。

洁面

在日常洁面时，孕妈妈最好使用弱酸性质的温和洁面乳，并且使用温水洗脸、冷水擦脸的方法交替洗脸，洗完后用干毛巾将脸上多余水分吸干。

化妆水

化妆水不仅有保湿作用，且有着能够二次清洁、打通肌肤通道的作用。洁面后，在脸部还是湿润状态时使用化妆棉蘸取化妆水轻拍在脸上，可以使肌肤更好地吸收后续孕妇护肤品的营养成分。

眼部保养

眼周肌肤是人体最为脆弱的肌肤部位之一，容易出现干纹等老化现象，孕妈妈使用米粒大小的眼霜，顺时针点涂按摩，帮助肌肤吸收。

精华液

精华液营养成分较高，所以并不是每位孕妈妈都需要使用的，肌肤干燥的孕妈妈可使用一些。

面霜或者乳液

天气寒冷、水分较少的季节，孕妈妈可使用面霜，面霜营养成分和含油量都较高，能在肌肤表面形成保护膜，保护肌肤。若是温暖湿润的季节，可以改用乳液，质地比较轻薄，同样可以补充肌肤水分。

 小贴士

1.孕妈妈使用的护肤品一定不能含有激素类成分或对胎宝宝有害的化学成分。

2.具有高效美白的孕妇护肤品常常含有大量的重金属，孕妈妈最好不要用。

隔离

孕妇肌肤极度敏感，空气污染物很容易刺激肌肤，且空气污染对孕早期保胎很有影响，因此，孕妈妈在出门时要涂抹隔离霜，既隔离外界空气污染，又可以形成保护膜。

职场孕妈妈如何使用电脑

操作电脑时，其周围会存在X射线、电磁场等，虽发射的强度很微弱，对胎宝宝而言是安全的。但如果距离电脑太近，就会有微量辐射。同时，电脑周围产生的低频电磁场，可以能会干扰细胞的代谢和增殖，从而影响胎宝宝的正常发育。因此，职场孕妈妈在使用电脑时要坚持以下4个原则。

1.人体与电脑要保持一定距离：电脑屏幕背面才是整个电脑辐射最大的地方，孕妈妈使用电脑时应避免离得太近。

2.做好防护措施：职场孕妈妈在使用电脑时，要注意做好防护措施，也就是穿好防辐射孕妇装，或者选择防辐射围裙。

3.使用电脑时间不要太长：在怀孕前3个月内，应尽量避免使用电脑。因为在此期间，胎儿的各个脏器正在发育，电脑的辐射可能会对胎儿造成影响，使胎儿的致畸率提高，而且有的电脑屏幕显示器辐射量很大，长时间使用电脑有可能引起孕妈妈流产。所以怀孕前3个月建议尽量不要使用电脑或少使用电脑。

4.注重营养：使用电脑期间要加强营养供应，多食用含有高蛋白和维生素类的食物，尤其是富含B族维生素的食物。

小贴士

1.孕妈妈在操作电脑时不要离得太近，时间也不要太长。

2.每天使用电脑不能连续超过4个小时，而且要注意使用电脑期间多休息，最好是每1小时休息一次，避免造成过度疲劳，出现头痛、嗜睡、失眠、记忆力减退、注意力不能集中等现象。

3.电脑的显示器最好选用液晶的，能大大减少辐射量。

雾霾天外出做好防护

很多研究表明，雾霾对孕妈妈和胎儿确实会产生不利的影响。因为雾霾天气中的主要污染物是来自汽车尾气和工厂废气排放的多环芳烃，这些污染物均可通过胎盘传给体内的胎宝宝，会对胎宝宝产生影响，甚至导致胚胎停育。为了孕妈妈和胎宝宝的健康，孕妈妈们应该采取一些防护措施。

尽量少出门

雾霾天气里空气流通差，雾气中含有多种有害物，如硫化物、氮化物等，在户外很容易被病毒侵害，引起诸如咳嗽、鼻塞、鼻出血、慢性鼻炎、过敏性鼻炎、慢性咽炎等症状与疾病。因此孕妈妈在雾霾天应尽量少出门，减少户外的活动，将各种训练、运动都转移到室内进行。

出门时戴口罩

孕妈妈雾霾天里如果必须出门，则应该戴上口罩，戴口罩可以防止一些有害物质进入鼻腔。

多吃新鲜蔬菜和水果

雾霾天，孕妈妈要多吃新鲜蔬菜和水果，这样能起到润肺除燥、祛痰止咳、健脾补肾的作用，如多吃梨、枇杷、橙子、橘子等清肺化痰食品。

多喝水

注意及时补充水分，多喝水，保持呼吸道黏膜的湿润。

注意个人卫生

勤换洗衣服，特别是从外面回来，衣服上灰尘等小微粒比较多，最好清洗一下。

小贴士

雾霾天时，可以选择一些较为舒缓的室内运动来增加运动量，如慢走、半蹲、简易的瑜伽练习等，这样可以消耗孕妈妈多余的能量，同时也可以为宝宝的顺利出生做准备。

补充维生素D

由于雾霾严重，孕妈妈很少外出晒太阳，维生素D的吸收也就相对减少，因此孕妈妈最好多吃些富含维生素D的食物，如牛奶、动物肝脏等。

防辐射服，穿还是不穿

生活中有许多物品带有辐射，孕妈妈不可避免地会接触到，所以一般情况下，孕妈妈应选择穿防辐射服来防止各种辐射。

防辐射服主要将金属丝织入面料中，通过金属反射将电磁辐射挡开，对孕妈妈所接触到的辐射起到防护作用，尤其是对手机、电脑、电视、微波炉等常接触到的物体所发出的电磁辐射有很强的防护作用。

安检会对孕妈妈有影响吗

地铁、火车站、机场安检对人来说辐射很小，不足以造成对人体辐射伤害，孕妈妈经过安检机时也不会对腹内宝宝有影响。

X光机只检物，不检人

地铁、火车站、机场及重要部门进出口的安检设备，包括安检门、手持金属探测器和物品检查X光机，这些只属于金属探测器而不是X光装置，对物品进行过机检查用的X光机是利用X射线穿过物体而获得X影像，通过计算机处理显示在电脑屏幕上，用以辨认图像、评估物件安全性。原理与医院做人体X光检查类似，但X剂量远远低于医用X设备，而且安检时X光机检查的是行李物品，而不是人。

受辐射量小，无危害

辐射对人体是否有影响，取决于一次受辐射量、受辐射总量、受辐射时间，还有人体对这些辐射的调节功能。而且，即使安检机射线有泄漏，对长期在旁工作的工作人员可能产生影响，但对一次性路过的人来讲影响也不大。同时，国家对核技术利用实行许可管理制度。X射线行李包检查仪为Ⅲ类射线装置，属于低危险射线装置。因此，对孕妈妈和胎宝宝的危害是微乎其微的。

 小贴士

> 你可以跟安检人员提出要求，让他们用手帮你检查，不走那道安检门，他们可以配合这么做的。

孕期买房要注意什么

建议孕期最好不要装修房子，以免影响胎儿的发育。如果迫不得已要在孕期买房装修，要注意下面这些事项。

别因为怀孕而着急买房

买房是大事，这是一个很重大的决定，千万不要着急。别给自己定下一个时间期限，一定要在孩子出生前把房子买下来。房子买下来后还需要装修，等到入住还需要一点儿时间。

照顾好身体，防止疲劳

照顾好身体，孕期身体健康更为重要，防止过度疲劳。孕妈妈的好心态、好心情都会间接地影响胎儿，走动一下没有什么不好，但如果过于频繁的劳动就会影响孕妈妈和胎宝宝的休息。买房装修也不是一两天就可以结束的事情，不要为此而过于劳累。

别为买房装修的事情而动怒

如果因为买房装修的事情，而和丈夫产生矛盾、吵架，那不仅会影响孕妈妈的心情，也会让好事情变成了坏事情，实在是没有必要。

尽量少进入正在装修的房子

受孕后第2周到第3个月是对化学物质最敏感的时期，因为这段时间是胎儿各个系统发育的重要阶段。装修材料中的油漆、涂料、黏合剂等会释放出有害气体，如果孕妇在怀孕3个月以内经常接触这些有害物质，有可能造成胎儿的畸形。因此，孕妈妈尽量少进入正在装修的房子。

小贴士

装修是一件非常辛苦的事，孕妈妈最好不要去操心装修。因为怀孕期间，尤其是孕早期和孕晚期，不能太劳累。

最好不要养宠物

现在许多家庭都养着宠物，但宠物对孕妈妈的健康常有不利。有的孕妈妈生下畸形儿，经过查找原因，就是由于母体在怀孕期间同宠物接触过多所致。医学专家从畸形儿产妇和流产孕妇的脐带血液中发现了弓形虫。

猫科动物是弓形虫的最终宿主，猫的粪便里排出弓形虫的囊合子，一般能持续7～20天，这段时间就是弓形虫的感染期。这种病菌通过口腔进入人体内进行繁殖生长，并可通过胎盘造成胎儿先天性弓形虫病。孕妈妈感染了弓形

小贴士

为了孕妈妈和胎宝宝的安全，怀孕期间暂时不要饲养任何宠物。

虫，怀孕3个月后常会导致流产，6个月常致胎儿畸形或死胎，孕妈妈宫内感染弓形虫，其胎宝宝出生后多有脑积水、小头畸形、精神障碍等。

旅行的安全问题

为了自己和胎宝宝的健康，孕妈妈最好不要外出旅游，如果由于某种特殊原因，需要旅行时，一定要做好保健和安全防护措施。

制订合理的旅行计划

在旅行前要做好旅行计划，避免去人多杂乱、道路不平的地方。尽量选择一些短途且轻松的路线。在出发前必须查明到达地区的天气、交通、医院等。

途中要有人陪同

孕妈妈不宜一人独自出门，最好是由丈夫、家人或好友等熟悉的人陪伴前往，这样不但会使旅程变得更为愉快，而且随时随地都有人照顾。

衣食住行多注意

衣：衣着以穿脱方便的保暖衣物为主，要穿舒适宽松的棉袜，鞋子最好是布鞋、旅游鞋或休闲鞋。

食：出游时尽量保持膳食均衡，吃饭时要考虑到各种营养需求。不可大幅度地改变饮食习惯与饮食结构。多喝开水，多吃水果，可防脱水和便秘。

住：避免前往海岛或交通不便的地方住宿，蚊蝇多、卫生差的地方不要去，传染病流行的地区更不适合孕妈妈前往。

行：选择舒适的交通工具旅行，不宜乘坐颠簸较大、时间较长的长途汽车、摩托车或快艇，如果可能，尽量坐火车或飞机。如果乘私家车旅行，最好一两个小时停车一次，下车步行几分钟，活动活动四肢，这样有助于促进血液循环。

运动量不要太大或太刺激

运动量太大容易造成体力不堪负荷而导致流产、早产及破水。太刺激或危险性高的活动也不可参与。例如：过山车、自由落体、高空弹跳等。

随时注意身体状况

旅途中，若感觉疲劳请稍事休息；若有任何身体不适，如阴道出血、腹痛、腹胀、破水等，应立即就医。不要轻视身体上的任何症状而继续旅行，以免造成不可挽回的损失。

带好产前检查的病历与资料

孕妈妈除了携带必备的旅行用品外，还要带上产前检查的病历与资料、保健卡以及平时做检查的医院和医师的联络方式，以备不时之需。

小贴士

1. 孕妈妈在行程安排上一定要留出足够的休息时间，保证充分的休息和睡眠，不要让自己和胎宝宝太劳累。

2. 如果行程难以计划和安排，而且有许多不确定的因素，最好不要去。

3. 最好采用能自我控制行程的旅游方式，尽量避免跟随团队观光旅行。

4. 不要吃生冷、不干净或没吃过的食物，以免造成消化不良、腹泻等突发状况。奶制品、海鲜等食物容易变质，若不能确定是否新鲜，最好不要吃。

5. 如果是去比较偏远的地区，对那里的水质又不太放心，最好喝瓶装水。

6. 任何有可能伤到腹部的活动，都应避免参加。

最关心的健康问题

警惕宫外孕

宫外孕的症状因人而异，有时症状典型明显，医生诊断起来比较容易，只要对本病有所了解，病人自己有时也会有一个初步的判断，但那种症状不典型、不明显的病例，或宫外孕发生在早期，典型症状出现之前，即使有经验的医生也很难一下做出准确的诊断。

腹痛、腹胀

宫外孕时，由于输卵管的肿胀、破裂及腹腔内出血，约90%以上的病人都会有腹痛的现象。最初是一侧下腹部较明显的疼痛，是针刺感、坠胀感的疼痛，或是撕裂感疼痛，接着，由一侧遍及整个下腹部。有的患者伴有腹胀、下腹坠胀，便秘感及稀便。严重时不敢走路，躺卧翻身时也会觉得疼痛加重，甚至乘车时的颠簸都会令下腹部明显不适。

闭经

宫外孕也是妊娠，因而在腹痛前常有一段时间的闭经，时间约为几日或几周不等。

阴道流血

异位发育的胚胎因局部环境不良及营养供应不足而发生胚胎受挫及流血，同时，胚胎绒毛所产生的激素明显减少，子宫内膜的生长失去有效支持从而出现破裂出血。表现为反复、不断地出血，有时出血较多颜似月经。颜色有时暗红，有时鲜红，血中常常带有烂肉样组织。

腹部包块

腹部包块位于盆腔，部位较深，病人自己很难触及，多在医院进行妇科检查或B超检查时才发现。包块的形成主要是因为宫外孕胚胎发育，周围组织充血、肿胀及反复出血形成的凝血块所致，包块质地常较软，形状很不规则，触碰会有疼痛感。

晕厥与休克

近1/3的宫外孕病人在腹痛之后出现大量的腹腔内出血，病人会出现失血性贫血和晕厥，严重时有血压下降、脉搏细弱、面色苍白、四肢冰冷等休克的表现。

尿妊娠试验阳性

怀疑是宫外孕的病人，如果尿妊娠试验阳性可以帮助医生做出最后诊断，但尿妊娠试验也只是参考依据之一，并非是肯定的诊断依据。

小贴士

1.少数病人在怀孕初期有明显腹痛，然后逐渐减轻，但腹胀却十分明显，这是因为宫外孕出血较多时，在破裂的输卵管周围最初有些疼痛，随后逐渐使盆腔、腹腔内的脏器浸泡在充满血液的腹腔中，脏器之间的摩擦刺激减小，致使腹痛被掩盖，但这并非是病情的减轻，相反，出血还在继续，必须尽早就医。

2.宫外孕并非都有闭经现象，有半数的病人可能没有闭经的表现，在过去的月经周期里出现阴道流血，常常被错认为月经，就是说，没有闭经者也有宫外孕的可能。

3.晕厥和休克是宫外孕大量出血时的严重表现，需要紧急处理，如迅速输血、输液和急诊开腹手术，处理不及时会有生命危险。

警惕腹痛

　　孕早期有些腹痛是生理性的，是怀孕所引起的正常反应，但有些是病理性的，可能预示着流产等危机的发生，要及时就医治疗。

生理性腹痛

　　孕早期，很多孕妈妈总感觉有些胃痛，有时还伴有呕吐等早孕反应，这主要是由孕早期胃酸分泌增多引起的。这时注意饮食调养就可以了，随着孕早期的结束，这些不适症状会自然消失。

病理性腹痛

　　如果孕妈妈在孕期的前几个月出现阵发性小腹痛或有规律腹痛、盆腔痛等，问题可能就比较复杂，很可能是下面几种疾病所致。

　　子宫肌瘤：子宫肌瘤是常见的妇科疾病之一，常常会引起下腹疼痛，大部分的子宫肌瘤不会影响怀孕，但如果处理不当，很可能会导致流产。具体情况要看肌瘤生长的位置，如果肌瘤的位置不影响胎宝宝的生长和发育，那就不会导致流产。若肌瘤的位置压迫到生殖器官，通常会出现不孕或者习惯性流产，一定要及时进行手术，并在治疗后再怀孕。

　　盆腔发炎：孕妈妈如果有闷闷的下腹部疼痛症状，很可能是盆腔发炎了。盆腔内的器官有输卵管、子宫、卵巢等，该部分属于囊状封闭式构造，一旦发炎就不会局限在某一单独的部位上，当盆腔有发炎现象时，就等于是

小贴士

　　1.孕妈妈在孕期如果出现下腹疼痛，要及时去做超声波检查，看究竟是子宫或卵巢长瘤还是流产。

　　2.如果盆腔发炎，对孕妈妈和胎宝宝的影响很大，因此一定要及时进行治疗，以免影响胎宝宝的生长发育。

整个囊状结构都发炎了，因此会出现整个下腹部疼痛的现象。

卵巢囊肿扭转：卵巢囊肿扭转是造成女性下腹部疼痛的常见原因之一，此病对孕妈妈身体会产生不利影响，如果孕妈妈腹部发生剧烈疼痛，很可能是卵巢囊肿扭转，一定要马上就医检查，及时治疗。

阴道出血怎么办

孕早期如果阴道出血，一定要在第一时间到医院检查，这很可能是不好的预兆。

宫外孕

出现妊娠早期出血，尤其伴有腹痛时，很可能是宫外孕，应立即就诊，不要延误。

葡萄胎

葡萄胎是指形成胎盘的绒毛异常生长繁殖，子宫内充满了如葡萄般颗粒的一种疾病，往往会伴有持续性的阴道出血或持续腹胀，如果孕妈妈有这种症状，要及时就医。

子宫颈管息肉

如果子宫出口附近长出息肉，白带中常会混有血液，房事后常会有少量的阴道出血现象。一般来说，妊娠期间长出的息肉，并没有什么大问题。

 小贴士

1.曾经有过流产或宫外孕的女性，再次怀孕时应在早期及早进行B超检查，确定是否为宫内妊娠。

2.尽管息肉会随着怀孕周数的增加而长大，但并不会对怀孕和分娩造成影响。需要提醒的是，在确定息肉引起的出血前，必须排除宫颈的恶性病变或癌前病变。

白带异常是为何

孕妇怀孕后，由于激素的作用，下身的分泌物增多、外阴潮湿，很容易滋生细菌。同时，孕妇抵抗力也下降了，比常人更易外感细菌，假如白带颜色较多、气味难闻或阴部瘙痒，很可能是病菌感染，引起感染的致病菌有很多，不同的致病菌引起的感染，其治疗方法也是不同的，需要到临床做相关检查才能确诊。

衣原体感染

衣原体感染是目前最常见的性病之一，感染后会有脓样白带，气味难闻。孕妇感染后，最好接受治疗，以免胎儿通过产道时眼睛受到感染。

阴道滴虫感染

阴道滴虫感染会出现带有恶臭的水状白带，阴部也会瘙痒或疼痛。这种感染多半是由性行为传染，最好丈夫也同时接受治疗才能根治。

小贴士

1.孕早期，如果白带颜色较浓、气味难闻或阴部瘙痒，就该求医诊治。如果白带只是量较多，但没有恶臭，没引起瘙痒，没有特别的颜色（如红色、咖啡色或黄绿色），则属正常的怀孕征兆，无须特别处理。

2.目前认为白色念珠菌感染虽然对胎儿没什么大伤害，但自然分娩时，新生儿的口腔可能受到感染而产生溃疡，一般称为"鹅口疮"。所以，孕妈妈如果有念珠菌感染最好使用药物控制，以免新生儿通过产道时受到感染。

3.孕妈妈患妇科炎症后，用药物冲洗阴道是不恰当的。因为，冲洗时由于不知深浅，容易引起先兆流产或流产。患了阴道炎，最好在医生指导下，对症选用清热燥湿、止痒的中药煎汤坐浴，尽量不要冲洗。

白色念珠菌感染

孕妈妈特别容易感染白色念珠菌，白色念珠菌感染会造成阴部剧烈的瘙痒，分泌大量乳酪状的白带，使阴道变得干涩而不利于性行为。

淋病感染

症状与衣原体感染差不多，胎儿通过产道时也可能受到感染，因此，最好在分娩前接受彻底治疗，丈夫若同时接受治疗，疗效更佳。

呕吐严重不可小视

多数孕妈妈在怀孕后1~3个月内，常出现呕吐、恶心，有的人只是在清晨或晚上易出现轻微呕吐，也有的人呕吐很严重。

孕期轻度到中度的恶心以及偶尔呕吐一般不会影响胎宝宝的健康。只要没有出现脱水或进食过少的情况，即使在孕早期体重没有增加，也没什么问题。

长期严重的呕吐会增加早产、低体重出生儿和体形过小新生儿概率，孕妈妈不可小视，要服用维生素，尤其是维生素B₆，专门用于治疗孕吐等早孕反应，最好服用孕妇专用维生素。

小贴士

最近的一项研究发现，在因为严重呕吐而住院的孕妈妈中，只要在孕期增加的体重达到7千克以上，呕吐就不会造成不良后果。

食欲不振怎么办

怀孕早期会出现一些生理反应，如恶心、呕吐、食欲不振、偏食等，严重者无法进食，引起各种营养素的缺乏，从而影响孕妈妈的健康，胎宝宝的生长发育。为防止因早孕反应引起孕妈妈营养不良，要设法促进其食欲。在食物的选择、加工及烹调过程中，注意食物的色、香、味，同时根据个人的经济能力、地理环境、季节变化来选择加工、烹调食物，使孕妇摄入最佳的营养素。

形态诱人，口味清爽

食物形态要能吸引人的视觉感官，同时还要清淡爽口、富有营养。如番茄、黄瓜、辣椒、鲜香菇、新鲜平菇、苹果等，它们色彩鲜艳、营养丰富，易诱发人的食欲。

 小贴士

在进食过程中，要保持精神愉快。如进食时听轻音乐，餐桌上可放一些鲜花，这样孕妇可解除早孕的恐惧、孕吐的烦躁，从而食欲大增。

食物易消化、易吸收

选择的食物要易消化、易吸收，如烤面包、饼干、大米或小米稀饭。这些食物能减轻恶心、呕吐症状。

食品要合口味，烹调多样化

可根据孕妈妈的不同情况和嗜好，选择不同的原料和烹调方法来加工食物。如孕妈妈有嗜酸、嗜辣和其他味道的爱好，烹调食物时可用柠檬汁、醋拌凉菜，也可用少量香辛料，如姜、辣椒等，让食物具有一定的刺激性，以增加食欲。

感觉疲倦很正常

刚刚怀孕的孕妈妈会出现恶心、胀气等不适的情况，有些孕妈妈胃口不好，什么都不想吃；睡眠质量也因为夜里尿频而不能保证。因此，在怀孕初期，生理反应大的孕妈妈经常是一副无精打采的样子，感觉十分疲倦，虽说这是早孕期间的正常反应，但也令孕妈妈苦恼，该如何走出疲倦、精力充沛地孕育小生命呢？

保证优质的睡眠

在怀孕期间，想要拥有优质的睡眠的确不是件容易的事，所以孕妈妈应了解整个孕期的变化，针对这些变化做些适当的应变，如怀孕初期、后期容易有尿频的状况，睡前要少喝水，先去洗手间将膀胱排空，这样就能降低半夜起床的概率。

均衡饮食

怀孕期间受到激素分泌的影响，孕妈妈会出现恶心、呕吐等肠胃不适，建议采取少量多餐且健康均衡的饮食方式，必要时配合特殊的饮食，如有些孕妇会出现生理性的贫血，就得额外增加铁质的摄取。

适当运动

适当的运动能有效改善疲劳的状况，孕妈妈应选择缓和、轻松并能加强骨盆肌肉、背部肌肉韧性的运动。

按摩

孕妈妈在按摩时，千万不要像平常（未怀孕时）一样趴着，应选择一张舒适有椅背的椅子，双脚横跨椅子坐下，脸、胸部朝向椅背靠着。这时候不妨准爸爸帮忙，顺着背部往臀部、手脚等部位进行抚摸，让肌肉慢慢地达到松弛的状态。这样不仅有消除疲劳的功效，还能增添夫妻间的情趣。

泡脚

当身心疲惫时不妨泡泡脚，这样可促进血液循环，让紧绷的肌肉恢复

小贴士

1. 在选择运动项目时，应针对自己的体能状态来衡量，尤其要避免运动伤害。

2. 孕妈妈在进出浴缸时要放慢动作，浴室内应增添防滑垫以防滑倒。

3. 在选择音乐时，只要孕妈妈喜欢，而且能乐在其中就可以。

柔软性。

唱歌、听音乐

音乐的确能有效地安抚心灵、改善疲倦，让内心重新充满能量。

聊天

当心情低落或遭遇困难时，不妨找老公、家人、朋友诉苦，将不愉快的情绪及问题慢慢道出，在倾诉的过程中，你可以重新审视这些问题，对方也会给你适当的温暖与回馈，让你感受到温暖，重新恢复饱满、愉悦的精神。

孕妈妈感冒、发热能吃药吗

孕早期，孕妈妈的鼻、咽、气管等呼吸道黏膜肥厚、水肿、充血，抗病能力下降，极易患感冒。

感冒、发热的危害

孕妈妈一定要小心谨慎，注意调理，千万不要让轻感冒发展成重感冒，如果出现发热症状更要注意。因为在孕早期，高热会影响胚胎细胞的发育，对神经系统危害尤其严重。高热还可致死胎率增加，引起流产。

感冒发热的应对方法

孕妈妈一旦患了感冒，应尽快控制感染。如果是轻度感冒，孕妈妈要多喝白开水，注意休息，实在不行可以适量服用清热的中药如板蓝根冲剂等。感冒较重者，如有发热症状，要尽快降温。这时首选物理降温法，如额、颈部放置冰袋等；万不得已采取药物降温时，一定要在医生指导下用药。

积极防治尿道感染

膀胱、尿道、肾盂、肾实质发生的炎症，统称为尿路感染。引起尿路炎症的致病菌80%是肠道的大肠杆菌、变形杆菌、粪链球菌。此病的患者女性比男性多，尤其多见于妊娠期的女性，且易反复发作。早发现、早治疗，以及彻底治疗是预防复发的关键。

尿路感染的3大症状：尿频、尿急、尿痛。

正确应对孕期尿路感染

1.每隔1个月去医院做一次尿液检查，如果确诊患了尿路感染，务必做到早期彻底治愈。

2.选择对胎儿无害的抗生素。若能根据尿液细菌培养和药物敏感试验结果选用抗生素则最好，但不可选用对胎儿不利的药物。

3.一定要去医院诊治，切勿拖延以待自愈，或者自己给自己看病，擅自用药，以免贻误治疗的最佳时机。

预防孕期尿路感染3要素

1.保持良好的身体状况、讲卫生：孕期避免劳累、睡眠不足、营养不良、精神压抑等不利因素，保持良好的身体状况。内衣裤要勤更换，保持局部干爽。养成便后由前往后擦的习惯，避免将肛门附近的污渍带入前阴，并坚持每日清洗一次外阴。

2.科学饮食、多喝水：选择有营养并且易于消化的食物，多吃蔬菜，保持足够的饮水量，从而增加尿流量，"冲洗"尿道，使细菌不容易滞留在泌尿道内。

3.节制性生活：孕早期和预产期前1个月不宜有性生活。前者易引起流产，而后者易诱发胎膜早破和早产。妊娠的其他阶段也要大大减少性生活的次数。

 小贴士

1.不要因为药物对胎宝宝有影响而完全远离药物，该用药时还是得用，医生会尽量选择对胎宝宝无害的药物。

2.如果找不到合适的西药治疗或者反复发作，可以同时辅以中药治疗，或者辅以药膳食疗，以提高和巩固疗效。

发现子宫肌瘤怎么办

子宫肌瘤为女性常见病、多发病。很多女性都有子宫肌瘤，只是因肌瘤小、无自觉症状，而未能引起过注意。因此，多数女性的子宫肌瘤是在体检时发现的。

有子宫肌瘤的孕妈妈在孕早期就应注意生活起居，以防流产。

妊娠期如无不适症状，可不必干预。

妊娠后期若肌瘤不影响产道，尽量从阴道分娩。

如果肌瘤生长迅速，出现红色变性时，一般采取保守治疗，疼痛多能自行缓解，多数孕妈妈可以继续妊娠。

当心甲状腺疾病

孕妈妈的甲状腺激素对胎儿的智力发育有重要作用，如果甲状腺激素不足（即"甲减"），就会使胎儿脑发育不良，导致神经系统发育障碍，严重者可发生克汀病（呆小症）。如果甲状腺激素过多（即"甲亢"），会导致流产、早产、胎盘早剥等。孕妈妈会出现妊娠高血压综合征、充血性心力衰竭、甲亢危象、感染及产后甲状腺功能紊乱等。

引起胎宝宝甲减的原因

孕妈妈的原因：母体甲状腺功能不全多是由碘缺乏引起，另外，女性自身免疫甲状腺炎会使甲状腺激素供给不足。

胎宝宝的原因：即先天性甲状腺功能减退。

引起胎宝宝甲亢的原因

甲亢与遗传、食物中碘的含量、工作劳累、情绪压抑和压力过大等有关。

胎宝宝自身甲状腺在妊娠20周以前尚未形成，其生长发育所需要的甲状腺激素主要依赖母体，这个阶段是胎宝宝脑发育的重要时期，而此阶段母体甲状腺激素缺乏引起的胎宝宝神经发育损伤又往往无法补救。因此，孕妈妈在孕期尤其是孕早期应定期进行甲状腺功能检查。

小贴士

1.妊娠伴甲亢的孕妈妈自发性流产率比正常人高两倍左右，建议患甲亢的女性控制病情后再准备怀孕。一旦妊娠后才发现病症且比较严重，最好在胎儿4~6个月内手术切除甲状腺。

2.对于甲减的女性，最好是在甲状腺功能正常或在有足够甲状腺激素替代的情况下怀孕。

葡萄胎要早诊早治

葡萄胎是由于胎盘绒毛的滋养层细胞异常增生、水肿，从而形成大大小小的水泡，水泡间有纤维组织相连，因其形状像一串串葡萄而得名。

葡萄胎的分类

完全性葡萄胎：孕妈妈的子宫内都是大大小小的水泡，直径从数毫米到数厘米不等，完全没有胎儿或胎盘组织。

部分性葡萄胎：仅胎盘部分绒毛变为水泡样，常合并胎儿组织，但大多数胎儿都已经死亡或存在畸形。

葡萄胎的症状

怀有葡萄胎的症状有闭经，一段时间后有断续的阴道出血伴腹痛，会有严重的早孕反应以及HCG异常增高等现象。

小贴士

1. 由于B超的广泛应用，葡萄胎一般都可以在早期得到诊断。

2. 在葡萄胎追访期间，患者要坚持避孕，以免给观察HCG下降造成困难。

葡萄胎的治疗

葡萄胎一经确诊，就应及时清除子宫内的葡萄胎组织。部分葡萄胎可发展为持续性葡萄胎或滋养细胞肿瘤的可能，因此在葡萄胎组织完全清理干净后，医生要对患者的HCG下降情况追访2年。

怎样避免流产

在孕育宝宝的过程中，孕妈妈既充满希望和快乐，又常常遇到流产的问题。那么，如何避免流产呢？

1.发生流产后半年以内要避孕，待半年以后再怀孕，可减少流产的发生率。

2.注意休息，避免房事，情绪稳定，生活规律。

3.少去公共场合，避免病毒感染。避免接触有害的化学物质（如砷、铅、苯、甲醛等）和物理因素（如放射线、噪声及高温等）。

4.避免过度疲劳和剧烈运动。

5.孕期不涂指甲油、不染发、不烫发、不涂口红。

6.不养宠物。

7.远离电脑，或采取防护措施。

8.远离噪声，避免胎儿脑发育受损伤。

9忌食容易导致流产的食物，如螃蟹、甲鱼、薏米、马齿苋、芦荟、山楂等。

 小贴士

1.男女双方都需要做好孕前检查，如有疾病，最好治愈后再怀孕。

2.甲状腺功能低下的备孕女性，最好在甲状腺功能正常后再怀孕，同时孕期也要服用抗甲减的药物。

腿抽筋了怎么办

由于缺钙、受寒、疲劳等原因，很多孕妈妈会发生小腿抽筋的现象。抽筋虽然不是什么大病，但会令孕妈妈承受许多突如其来的痛苦，因此，最好是掌握一些科学、有效的应对方法。

绷紧小腿肌肉

孕妈妈可以自己把脚竖起来，和脚踝保持垂直，也可以请准爸爸帮忙把脚扳过来，保持几分钟。如果疼痛不太剧烈，孕妈妈可平躺着以脚跟用力蹬住墙壁，或马上下床使脚跟着地，这些都有拉伸小腿肌肉、缓解疼痛的作用。

按摩

孕妈妈可以自己按摩，也可以请他人帮忙轻轻按摩疼痛处的肌肉，这样也可以起到缓解疼痛的作用。

热敷

如果拉伸小腿肌肉和按摩都不起作用，就用毛巾热敷抽筋的部位。热敷可以促进血液循环，缓解肌肉痉挛，很快就可以消除抽筋带来的不适。

小贴士

1.如果抽筋是缺钙引起的，孕妈妈要在医生的指导下通过服用钙剂来补钙。

2.孕妈妈可以通过多吃富含钙的食物来补充钙，如奶制品、豆制品、虾皮、虾米、泥鳅、海带、紫菜、木耳、口蘑、发菜、话梅、瓜子、芝麻酱、芝麻、雪里蕻等。

3.如果抽筋是受寒引起的，孕妈妈应注意保暖。如果每晚临睡前用温水泡一下脚，能有效减少夜间发生抽筋的次数。

4.如果抽筋是疲劳引起的，孕妈妈应该每天抽出一点儿时间锻炼身体，增强肌肉的活力，防止肌肉过度疲劳。

5.在平时的生活中，孕妈妈最好经常变换姿势，每隔1小时左右活动一下，以防身体过度疲劳而导致腿部抽筋。

03

孕中期

（第13~28周末）

随着早孕反应的逐渐消失，孕妈妈迎来了孕中期（第13~28周末）。这一时期由于没有了早孕反应，孕妈妈的心情变得愉悦，食量明显增加，体重也逐渐升高，胎宝宝发育迅速，这时要注意在加强营养供给的同时防止营养过剩。另外，这一时期由于胎盘已经形成，胎儿相对进入了比较安全的阶段，进行适当的户外活动或旅行是可行的，但要避免过度疲劳。

发育情况

胎宝宝发育成形，生长很快

孕中期是胎宝宝生长发育的重要时期，这一时期很多重要器官和知觉上的味觉、触觉等都会发育完全，此外，孕妈妈也会因胎宝宝肢体的活动而开始感受到初期的胎动。

第4个月：胎宝宝身长已达16厘米，体重约120克，生长迅速。胎头与身体的比例不那么悬殊了，腿相对变长，骨骼迅速骨化。在肝、胃、肠的功能作用下，已形成绿色的胎便，等出生后才能排出。皮肤出现胎毛。心率是成人的两倍。

小贴士

如果怀的是多胞胎，会因发育空间有限而生长速度较一般单胞胎缓慢许多。

第5个月：胎宝宝体长约25厘米，重500克。孕妇会感觉腹内胎儿在踢自己以显示他的存在，这就是胎动。可以在腹部听到胎心音，一般为120～160次／分。胎宝宝已具备听力，能听见声音，这时可开始进行胎教了。

第6个月：胎宝宝约30厘米长，660克重，两条胳膊弯曲在胸前，两只膝盖提到腹部。

第7个月：胎宝宝约35厘米长，1000克重，看起来像个小老头儿。

孕妈妈子宫明显增大

孕中期，孕妈妈子宫渐渐变大，子宫大小像成年人头部，子宫高度为

15厘米～18厘米（脐下1横指）。孕妈妈下腹部隆起明显，会感到腹部沉重。下面是孕期子宫变化示意图。

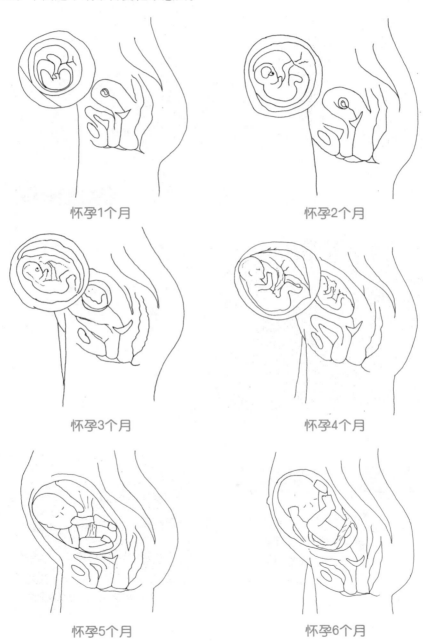

怀孕1个月

怀孕2个月

怀孕3个月

怀孕4个月

怀孕5个月

怀孕6个月

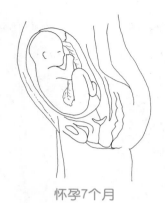

怀孕7个月

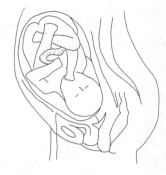

怀孕8个月

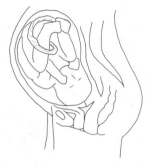

怀孕9个月

20周左右可以感觉到胎动

　　随着神经、骨骼、肌肉的发育，胎宝宝的活动更加活跃，20周左右可以明显感受到胎宝宝的胎动了。有的胎宝宝早晨活动频繁，而有的胎宝宝是晚上活动频繁。胎宝宝心脏的活动也活跃起来，这时在孕妈妈的腹部，用一般的听诊器也可以听到胎宝宝强有力的心音。

孕妈妈皮肤易出现色素沉着

怀孕后，有的孕妈妈脸上鼻翼周围、颧骨或嘴唇周围皮肤出现色素沉着，即妊娠斑，皮肤白的孕妈妈更为明显。这是由于怀孕后激素分泌失衡所致，产后会慢慢减轻或消失，孕妈妈不必过分担心。

 小贴士

1.日光的照射会加重妊娠斑的颜色，因此，孕期应注意避免日光的直射，并做好防晒工作。

2.孕妈妈可选用对皮肤刺激少的护肤品，不宜浓妆艳抹。

孕中期的产检

产检应每月一次

孕中期一般都是每个月检查一次，一般项目都是血压、体重、心电图、血常规、尿常规、电子骨盆测试、唐氏筛查等，还有血糖。

小贴士

不同时期有不同的检查项目，但是测体重和血压在每次产检时是必需的。

用B超监测胎宝宝发育情况

适时的B超检查是确保胎宝宝正常发育的重要手段。正常情况下，孕中期B超检查应安排在孕4~5月，主要目的有以下几个。

看胎宝宝的生长发育是否与孕周相符

通过B超检查可以测定胎宝宝的双顶径，双顶径是指胎宝宝两个顶骨之间的距离，是判断胎宝宝发育的较有参考价值的一种方法。

看胎宝宝在宫内是否安全

通过B超检查，可以查看胎位、羊水、胎盘、脐带等，以判断胎宝宝在宫内有无缺氧等。

看胎宝宝是否有畸形

进入孕5个月，胎宝宝的各个器官已经基本形成，通过B超检查可以发现胎宝宝神经系统、心血管系统、泌尿系统、呼吸系统以及骨骼系统等是否有畸形。

预测是否可能早产

如果孕妈妈曾有过多次流产，那么利用B超测量一下宫颈管的长度很有意义，它可以预测日后是否会发生早产。

看是否会患上妊娠高血压综合征

如果孕妈妈的家庭成员或亲属中有人曾患过妊娠高血压综合征，那么借助B超检查子宫动脉的血流情况即可预测孕妈妈患上妊高征的可能性有多大。

小贴士

1.需要提醒的是有些畸形，如先天性耳聋等是无法检查出来的。

2.B超检查对胎儿的危害是极小的，不会影响胎儿的身心发育。因此，孕妈妈不必对孕期B超检查产生恐惧心理。

关注每周体重增长情况

孕中期、后期，孕妈妈要经常测量自己的体重，密切观察体重的变化。

孕中期是体重增长加速期，每周体重应增加0.25千克～0.35千克，不超过0.5千克为好。不在这个范围内的，都属异常情况，体重轻的要加强营养，体重过重的也不要盲目减肥。

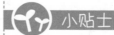 小贴士

1.如果每周体重增加超过0.5千克，就要多注意饮食的控制，并不是吃得越有营养越好。

2.一周之内体重增加500克以上并且有水肿现象的时候最好去咨询医生。

检测血压是否正常

一旦孕妈妈怀孕超过20周，就要开始定期检测血压，以保证孕妈妈和胎儿的健康。

孕期血压的正常范围

血压计上会显示两个读数，一个是收缩压，是在心脏跳动时记录的读数，另一个是舒张压，是在两次心跳之间记录的读数。因此，测得的血压数值由两个数字组成，例如，130/90毫米汞柱。总的来说，健康年轻女性的平均血压范围为110/70毫米汞柱～120/80毫米汞柱。

从血压看健康

孕20周是监测血压的关键期，如果在孕20周前，孕妈妈出现高血压，多是原发性高血压；如果孕20周以前血压正常，孕20周以后出现高血压，就要警惕是否并发了妊娠期高血压综合征。

科学评估血压数值

血压在上午8~10点和下午4~6点时处于高峰值，到夜间时血压比白天下降10%以上。所以，某一时刻的血压不能代表整体血压水平。建议取多次测量的平均值作为参考，有条件时最好做24小时动态血压监测。

小贴士

1.孕妈妈如果平时感到头晕、头痛、胸闷、乏力、水肿、体重短时间内明显增加等，不必等到产检时再量血压，可以去就近的医院测量血压，如果病情严重则要去产检的医院就诊。

2.不要急匆匆赶到医院后马上测量血压，这样容易出现血压增高。建议孕妈妈到达医院后，先找个座位安静地休息10~15分钟，再去测量血压。

3.从血压测量的准确性讲，水银血压计会更准确。

4.正常情况下，两只胳膊上测的血压应该差不多。如果血压测量结果出现异常，可以同时测量双侧，以便发现其他的异常情况。

5.在记录血压值的同时，还应记录测量日期、时间、地点和活动情况，以便自己和医生参考。

检查血常规、尿常规

血常规检查

血常规又叫作血细胞分析，这种检查主要是看血液内红细胞、白细胞、血小板的数量、大小和分布等，以确定孕妈妈是否有贫血、感染、血小板减少等疾病。

尿常规检查

尿液检查对于怀孕中期的孕妈妈来说是特别重要的，一定要坚持进行尿液检查，每个月最少要进行1次。这是因为随着子宫的一天天增大，膀

胱、直肠、输尿管受到压迫，尿
液排出不畅，发生潴留，很容易
有细菌生长、繁殖，而且这时的
泌尿系统特别脆弱，容易感染疾
病。经常检查尿液，能依据尿中
出现的蛋白、红细胞等，诊断出

体内有哪些不正常——如果有发热、腰痛、尿痛、排尿次数增多的症状，
很可能是尿路感染。

学会数胎动和听胎心

数胎动

胎动出现的时间一般在孕18周左右，第一胎要晚一些。孕妈妈可以自
己数胎动，也可以通过B超监测胎动。

胎动12小时超过30次为正常。在比较胎动多少时，需要把每日3次的
胎动数值相加再乘以4，计算出12小时的胎动数。

听胎心

每次产检时都要监测胎心率，正常的胎心应该是规律响亮的双音。在
没有胎动的情况下，胎心率正常范围为每分钟120～160次。

小贴士

1.如果今日的胎动数比昨日的胎动数下降30%，应密切关注，及时做
胎心监护，以便及早发现异常情况。

2.如果胎心不在正常范围内，要及时做进一步检查。

测量宫高、腹围了解胎宝宝大小及增长情况

孕妈妈的宫高、腹围与胎宝宝的大小关系非常密切。孕早期、孕中期时，每月的增长是有一定的标准的。每一个孕周长多少，都需要了解。到孕后期通过测量宫高和腹围，还可以估计胎宝宝的体重。所以，做产前检查时每次都要测量宫高及腹围，以估计胎宝宝宫内发育情况。

测量宫高的方法

孕妈妈排尿后，平卧于床上，医生或家人用软尺测量耻骨联合上缘中点至宫底的距离。一般从怀孕20周开始，每4周测量1次；怀孕28～35周每2周测量1次；怀孕36周后每周测量1次。测量结果画在妊娠图上，以观察胎宝宝发育与孕周是否相符。

测腹围的方法

测量平脐部环腰腹部的长度，测量时使软尺的下部分完全贴紧身体，但不要勒紧腹部。

小贴士

1.如果连续2周宫高、腹围没有变化，孕妈妈最好去医院检查一下。

2.通过测量宫底高度，如发现与妊娠周数不符，过大、过小都要寻找原因。如做B超等检查，看有无双胎，畸形，死胎，羊水过多、过少等问题。

做糖尿病筛查

妊娠糖尿病是指怀孕后才发生的糖尿病。妊娠糖尿病不但容易使孕妈妈出现妊娠期高血压综合征、子痫、胎盘早剥、脑血管意外、泌尿系感染等危急病症，还会影响孕妈妈腹中的胎宝宝，使胎宝宝成为巨大儿、畸形

儿、早产儿或死胎。宝宝出生后患儿童糖尿病和死亡率的概率也会大大增加。孕妈妈孕24～28周一定要及时到医院进行妊娠糖尿病筛查，以求做到早发现、早控制、早治疗。

有以下一种或一种以上情形的孕妈妈，是妊娠糖尿病发病的高危人群，应格外重视。

1.孕妈妈年龄在30岁以上。

2.体重90千克以上。

3.有糖尿病家族病史。

4.孕期尿糖检测多次呈阳性。

5.有多次自然流产史。

6.本次妊娠胎儿偏大或羊水过多。

7.患有复杂性外阴阴道假丝酵母菌病。

8.曾有过死胎或分娩过足月新生儿呼吸窘迫综合征儿、巨大儿、畸形儿。

小贴士

　　1.孕妈妈吃甜食过多会使体内的血糖过高，患妊娠糖尿病的风险大大增加，因此，怀孕期间更应注重饮食的均衡、合理，不能有所偏废。

　　2.患了妊娠糖尿病的孕妈妈，在饮食上应注意控制热量，摄取足够的蛋白质，同时应少量多餐。

尽早做唐筛

什么是唐筛

唐筛检查，是唐氏综合征产前筛选检查的简称。主要是针对唐氏综合征的筛查，就是检查宝宝是否为先天愚型的唐氏儿。

为什么要做唐筛

唐筛的目的是通过化验孕妇的血液，来判断胎宝宝患有唐氏综合征的风险程度，如果唐筛检查结果显示胎宝宝患有唐氏综合征的风险比较高，就应进一步做确诊性的检查——羊水穿刺检查或绒毛检查。

唐筛检查有危险吗

唐筛检查是一种安全、方便的检查，对孕妈妈、胎宝宝都没有危险性。检查是通过化验孕妈妈血液中甲胎蛋白、人绒毛膜促性腺激素等的浓度，所以孕妈妈只需要抽一点儿血就可以进行检查，不会有危险。

怀孕多久做唐筛

34岁以下的年轻孕妈妈都应该进行唐筛检查，检查可以在妊娠15～20周内进行，最好是在16～18周之间检查。而已经超过34岁的高龄孕妈妈、家族中有唐氏综合征患者、已经生过唐氏儿的女性，已经属于高风险人群，不需要再进行唐筛检查，而应直接做羊水穿刺检查或绒毛检查。

小贴士

1.抽血化验指数偏高时，只能说明怀有唐氏儿的概率较高，但并不代表胎儿一定有问题。

2.目前预防唐氏综合征最好的办法是：所有的年轻孕妈妈都做唐筛检查，其中显示风险高的孕妈妈再进行羊膜穿刺或绒毛检查，通过羊膜穿刺检查或绒毛检查，确定胎宝宝染色体是否正常、是否患有唐氏综合征。

检测胎宝宝染色体是否异常

检测胎宝宝染色体是否异常有两种方法。

胎宝宝颈部透明带检查

绝大多数正常胎宝宝都可看到颈部透明带，但染色体异常的胎宝宝，其颈部透明带会明显增厚。检查胎宝宝是否有染色体异常，特别是唐氏综合征，通过超声波测胎宝宝颈部透明带的厚度是否在3.0毫米之内，如果胎宝宝颈部透明带厚度大于3.0毫米即为异常，最好能够进一步确定。

母血唐氏筛查

唐氏综合征通常是指胎宝宝第21对染色体多了一条，它会导致新生儿智障以及多种先天性异常。检验母体血液中的甲胎蛋白及人绒毛膜促性腺激素的浓度，然后依怀孕周数、年龄，计算出怀有唐氏儿的概率，概率大于1/270者，表示怀有唐氏儿的可能性很高，要立即安排做羊水穿刺检查。

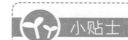

小贴士

胎儿染色体异常很容易出现胎儿畸形，要及时检查。

什么是羊水穿刺

羊水穿刺又叫羊膜穿刺术，是产前检查项目之一。通过羊水穿刺可获取羊水中的胎宝宝细胞，进一步进行细胞培养、染色体分析，以确定胎宝宝有无染色体疾病，同时也可以通过羊水特殊的检测，进行一些相关疾病诊断。

胎宝宝代谢性疾病的诊断

对某些不能通过基因诊断的代谢性疾病，可通过测定羊水中相关酶的浓度进行宫内诊断。

胎肺成熟度的检测

测定羊水中卵磷脂/鞘磷脂的比例，可帮助确定胎宝宝肺部是否成熟。

胎宝宝神经管缺陷的诊断

对羊水进行甲胎蛋白和乙酰胆碱酯酶的测定，可用于胎宝宝开放性神经管畸形（主要包括无脑儿、脊柱裂）的诊断。

胎宝宝先天性疾病的诊断

对羊水中胎宝宝细胞进行培养，或提取羊水中胎宝宝细胞DNA，可进行遗传学诊断，如用于诊断胎宝宝染色体病、单基因病等。

小贴士

一般来说，妊娠中期以后抽取羊水是比较安全的，极少发生意外。

羊膜腔感染的诊断

对羊水进行培养或炎性因子的测定有助于诊断有无羊膜腔感染。

应注意的生活细节

每天应摄入1000毫克的钙

孕中期的胎宝宝骨骼肌肉开始发育，开始出现胎动，孕妈妈可以感觉到。孕妈妈补钙有利于胎宝宝骨骼的生长发育。胎宝宝的牙齿也在这一时期开始发育，所以孕妈妈在孕中期更加需要注意补钙。中国营养学会规定：到了孕中期补钙量应每天保持1000毫克。

预防缺铁

铁是人体生成红细胞的主要原料之一，整个孕中期都需要补铁。

缺铁的危害

缺铁对孕妈妈的危害：如果孕期缺铁，就会造成孕妈妈缺铁性贫血，出现心慌、气短、头晕、乏力等。

缺铁对胎宝宝的危害：孕妈妈缺铁会导致胎宝宝宫内缺氧，生长发育迟缓，出生后智力发育障碍，出生后6个月之内易患营养性缺铁性贫血等。孕妈妈要为胎宝宝在出生前及出生后造血做好充分的铁储备，孕中期应特别注意补铁。

注意补充B族维生素

维生素B$_1$

　　孕妈妈体内维生素B$_1$不足，会更加明显地表现出疲倦、乏力、小腿酸痛、心率过速等。这是因为妊娠期间母体及胎儿代谢较平时增加，对热能需要增加，随之也要求维生素B$_1$供给增加的缘故。

维生素B$_2$

　　孕期母体代谢旺盛，维生素B$_2$需要量明显增加。妊娠期维生素B$_2$缺乏可引起孕早期妊娠呕吐，孕中期口角炎、舌炎、唇炎等。

维生素B$_6$

　　妊娠时雌雄激素的增加，使色氨酸代谢、维生素B$_6$的需要量增加。此外，妊娠时血稀释，孕妇血中维生素B$_6$浓度大大降低。胎儿在5个月时中枢神经系统增长正值高峰，维生素B$_6$需要量大，因而必须重视维生素B$_6$的摄入。动物肝脏、葵花子、花生仁、核桃、黄豆中含维生素B$_6$较多。

维生素B$_{12}$

　　妊娠期如果维生素B$_{12}$供给不足，孕妈妈常患有巨幼红细胞性贫血症，新生儿也会患贫血症。在妊娠过程中，胎宝宝不断将维生素B$_{12}$贮存于肝脏，至足月时胎宝宝体内可积存约30微克的维生素B$_{12}$。如果孕妈妈食物中缺乏维生素B$_{12}$，新生儿也会缺乏，这对新生儿发育不利，甚至使之患上贫血症。也有专家指出，孕妇食物中缺乏维生

 小贴士

　　富含维生素B$_1$的食物有大豆、大米、小米、标准面粉、猪肝、猪肉、蛋黄、羊肝、牛肝、猪肾、黄鳝、豆豉、河蟹、海蟹、雪里蕻等。

素B$_{12}$，胎儿的畸变发生率也可能增加。所以，维生素B$_{12}$对孕妈妈非常重要。动物性食品如牛肝、牛肾、猪心、虾、火腿、鸡肉、鸡蛋、牛奶等维生素B$_{12}$含量较高。豆类经发酵也含有维生素B$_{12}$，如臭豆腐、豆豉、黄酱等，均含有较多的维生素B$_{12}$。

选择一些健康食品当零食

零食是指非正餐时间所吃的各种食物，合理有度地吃零食既是一种生活享受，又可以提供一定的能量和营养素，有些情况下还可起到缓解紧张情绪的作用。但对于孕妈妈来说，选择零食要遵循合理、适时、适度、适量的原则。

选择新鲜、易消化的零食

一般来说，应选择营养价值高的零食，如奶制品、水果、坚果等，所提供的营养素可作为正餐之外的一种补充。只要不过量，每天吃都健康。

少吃油炸、含糖、含盐过多的零食

食物经高温油炸，其中的各种营养素被严重破坏，妨碍人体对营养素的吸收和利用。过多吃甜食，会导致孕妈妈其他营养素摄入过少，发生营养不良和贫血，常吃过咸的食物会增加孕妈妈患高血压的危险。

零食量以不影响正餐为宜

孕妈妈吃零食的量不宜太多，以免影响正餐的食欲和食量；在同类食物中可选择热量较低的，以免摄入的热量过高，晚餐后2～3小时也可吃些零食，但睡前半小时不宜再进食，以免影响肠胃及牙齿的健康。

远离茶和咖啡

咖啡可致死胎

咖啡因是中枢神经兴奋剂，排泄较快，对成人毒性不大。但咖啡因有收缩血管的作用，可使胎盘绒毛膜血流显著减少，影响胎宝宝发育。据研究，咖啡因可降低胎宝宝出生体重，且咖啡因摄入量越多，胎宝宝出生体重减少克数越多。

科学家研究发现：如果孕妈妈每天喝咖啡的量超过8杯，那么发生死胎的危险性会增加3倍。而且，死胎的危险性会随着孕妈妈每天所喝咖啡杯数的增加而增长。

大量喝茶危害健康

孕妈妈大量喝茶也对健康有害，尤其是浓茶，危害更大。

浓茶中咖啡因浓度高达10%时，会增加孕妈妈的尿量和心跳频率，加重孕妈妈心脏与肾的负荷量，甚至会导致妊娠中毒症，因此孕妈妈最好少喝茶。

可以适当吃些粗粮

粗粮含营养素多

孕妈妈吃主食的时候，适宜粗细搭配，因为有些营养素更多存在于粗粮里。粗粮有意想不到的食疗作用，如我们平常所见到的甘薯、玉米、糯米就是粮食中的精品。经常吃粗粮，流产和早产的发生率就较低。

适宜孕妈妈的粗粮

如甘薯、土豆、玉米等粗粮虽不如精米白面好吃，但是它们营养丰富、纤维素多，被人体吸收后不但能补充身体所需的营养，还能够刺激肠蠕动，减少毒素的吸收，预防便秘和肠道肿瘤等疾病的发生。这几种搭配着吃，更有益于身体健康。

合理摄入营养

比较合理的营养摄入为：碳水化合物一般每天选6～11种，这里强调的是种类，特别是粗粮，可以同时选几种，像燕麦、玉米、红豆等，因为不同的食物里含有的维生素也不同，其中的营养对腹中胎宝宝的发育很重要。

小贴士

1.如果孕妈妈长期吃精米，而不摄入其他含矿物质或维生素较多的食物，就会引起磷、钙等元素以及维生素等的不足，容易导致多梦、气喘、骨质疏松、胸腹胀满、心跳增快、水肿、食欲减退、恶心、呕吐等症状。

2.进食粗粮并非多多益善，如果摄入纤维素过多，反而会影响人体对蛋白质、无机盐以及某些微量元素的吸收。

3.在怀孕的早、中、晚期，孕妈妈代谢水平是不一样的，因为腹中胎宝宝发育得很快，所以饮食应该根据不同时期而制订不同的营养计划。

不要偏食

有些孕妈妈平时就有偏食、挑食的习惯，营养摄入不均衡。怀孕之后，妊娠反应较重，进食更少，更加缺乏营养。孕妈妈连自身的营养需要都不能保证，怎么能满足胎宝宝生长发育的需要呢？情况严重时，不仅孕妈妈本人体重会减轻，还往往会导致早产，使胎儿机体功能低下，或者发育受限、畸形，甚至流产或胎死宫内。有的即使是足月生产，孩子的体重也比同龄的孩子低。这样的孩子长大后易患高血压、冠心病等疾病。因此，有偏食、挑食习惯的孕妈妈，为了自己和宝宝的健康，一定要改掉这个坏习惯，把自己的饮食结构调整到最佳状态，做到粗细搭配、荤素搭配。

小贴士

1.不要长期吃素：如果孕妈妈不注意饮食营养，长期食素，所生的婴儿由于缺乏营养，往往会患上不同程度的病症，比如变得感情淡漠，头颈柔软不稳定，舌和腕等出现不自主运动等，严重者甚至可以发生巨幼细胞性贫血和显著的神经损害。这不仅严重影响婴儿身体的正常生长发育，还会影响智力发育。

2.为了避免婴儿脑损害，有吃素习惯的孕妈妈们要特别注意饮食营养的平衡协调，素荤搭配，适当补充含脂肪、蛋白质、B族维生素的食物，如肉类、蛋类、乳类，以及动物肝、心、肺等，以利于胎儿的脑细胞、脑神经的生长发育。

如何做到长胎不长肉

怀孕期间，孕妈妈的体重都会增加，那是因为胎宝宝在腹中发育，两个人的体重加起来自然会增加。但是，有的孕妈妈去产检却被告知自身的体重超重，而胎宝宝的体重较轻。这让孕妈妈有些烦恼：不吃吧，担心胎儿吸收不到营养；吃吧，又怕自己发胖。孕期怎样才能做到长胎不长肉呢？

注意饮食均衡

按怀孕各个阶段不同，孕妈妈的营养需求不同。

孕早期：早孕反应带来孕妈妈恶心、呕吐、食欲不佳，因此，此阶段对营养的要求不是十分的严格，以能进食为首要原则。

孕中期：食物品种及数量都应增加，但也千万不要因孕早期体重没增加而不加节制地进食。

1. 每日谷类400克～500克，可选择一些杂粮，如小米、玉米；豆制品50克，肉、禽、蛋、鱼100克～150克，蔬菜500克，多一些深色蔬菜，牛奶250毫升。

2. 每日要比以前增加300千卡的热量。转换成食物就是：40克米+鸡蛋1只+19克奶粉，或者50克米+30克瘦肉+200毫升牛奶，或者40克米+80克鱼+135克苹果。

3. 孕期对钙的需求大量增加，孕妈妈需要经常食用虾皮、海带、紫菜等含钙、碘丰富的食物。

孕晚期：食物摄取量不变，蛋白质摄取增加。

1. 谷类400克～500克，肉、禽、蛋、鱼增至150克～200克，牛奶500毫升。

2. 由于胎宝宝较以前增大，因此孕妈妈宜少食多餐，以减轻胃部饱胀感，有水肿、高血压的孕妈妈要控制食盐摄入量。

保持适当的运动

很多孕妈妈在怀孕期间只注重补充营养，而不注重运动，导致了自己身体长肉，所以，孕期不仅要注意自己的饮食均衡，更应该保持适当运动，才能控制好体重。

出现妊娠纹怎么办

　　人体的腹部从外到内有许多层，分别是皮肤、皮肤弹性纤维、皮下脂肪层、腹直肌、腹膜前脂肪层和腹膜。当怀孕超过3个月，孕妈妈增大的子宫突出于盆腔，向腹腔发展，腹部开始膨隆，皮肤弹性纤维与腹部肌肉便开始伸长，当伸长超过一定限度时，皮肤弹性纤维会发生断裂，腹直肌腱也发生不同程度的分离，于是，在腹部的皮肤上出现了粉红色或紫红色的不规则纵形裂纹，产后虽然断裂的弹性纤维逐渐修复，但也难以恢复到以前的状态，最后变成银白色，即妊娠纹。如何预防减轻妊娠纹呢？

不要吃甜食和油炸食品

　　怀孕期间要避免摄取多过的甜食和油炸食品，应摄取均衡的营养，以便改善皮肤的肤质，并让皮肤变得较有弹性。

控制体重的增长

　　怀孕期间体重增长的幅度，每个月增加不宜超过2千克，整个怀孕过程应控制在11.5千克～16千克。

适度地使用除纹霜

除纹霜中的胶原蛋白成分，可补充真皮层的胶原蛋白，预防纤维断裂，这是一般乳液或甘油类保湿霜无法达到的效果。

适当锻炼

孕妈妈可以进行适当的锻炼，增加皮肤牵拉的抵抗力。也可以在锻炼后使用祛纹油进行适当的按摩，促进局部血液循环，以增加皮下弹力纤维的弹性。

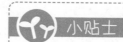 小贴士

怀孕期间，孕妈妈腹部一般都会长出妊娠纹，这是正常现象，孕妈妈不必为此而烦恼。

适合孕中期的运动有哪些

怀孕中期，胎盘已经形成，不太容易造成流产。同时，这个时期胎宝宝还小，孕妈妈的身体也不怎么笨重，是最适合运动的时期。对没有流产史、身体健康的孕妈妈来说，可以进行一些较轻柔的增强身体力量和提高肌肉韧性、张力的锻炼。

减轻腰痛的运动

怀孕4个月的孕妈妈即可在床上做仰卧运动，它可使腰部关节和肌肉得到放松，减轻腰痛。方法如下。

振动骨盆：取仰卧位，屈膝、两手平放在身体两侧，向上挺腹，背弯成弓形，数秒后复原，每回做10次，早晚做。

伸展腰部：取仰卧位，一腿伸直，双手抱另一条腿的膝盖（弯曲），

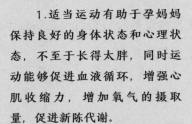

1.适当运动有助于孕妈妈保持良好的身体状态和心理状态，不至于长得太胖，同时运动能够促进血液循环，增强心肌收缩力，增加氧气的摄取量，促进新陈代谢。

2.运动会增加消耗，有利于食物的消化、吸收和利用。

尽量用膝盖贴胸前，腰及肩背贴向床面。这个运动一松一紧5下，然后换另一条腿做。

强健腹肌的俯身运动

孕妈妈要双手及双膝着地，依次吸气、低头、含胸、拱背、收腹、呼气、放松，反复10次。

放松脊柱的腹部运动

孕妈妈双膝着地，上身挺直，双手放于膝前。抬头、挺胸，上半身慢慢前移，一呼一吸，伴随收腹3次，恢复上半身挺直，反复做多次。这个运动早晨和晚上做比较适宜，可以使脊柱放松，也可使腹部肌肉强健。

散步有讲究

在阳光下散步

散步是一种可以贯穿整个孕期的运动。而在阳光下散步是最好的，可以借助紫外线杀菌，还能使皮下脱氢胆固醇转变为维生素D_3，这种维生素能促进肠道对钙、磷的吸收，对胎宝宝的骨骼发育非常有利。

控制好速度

孕妈妈散步时要注意速度，最好控制在4千米/小时，每天1次，每次30~40分钟，步速和时间要循序渐进。

选择好环境

散步要先选择好环境，比如在花园、树林等环境美、空气好的地方。

适当增加运动量

相对于孕早期，孕中期散步的运动量可以适当增加，如提高运动频率、延长运动时间等。

睡软床好还是硬床好

孕妈妈以睡棕棚床或木板床上铺10厘米厚的棉垫为宜，而不宜睡太软的床。

睡软床易致脊柱位置失常

孕妈妈的脊柱较正常腰部前曲更大，睡软床会对腰椎产生严重影响。

仰卧：孕妈妈脊柱呈弧形，使已经前曲的腰椎小关节摩擦增加。

侧卧：脊柱向侧面弯曲，久而久之，脊柱的位置会变化，压迫神经，增加腰肌的负担，既不能消除疲劳，又不利于生理功能的发挥，还会引起腰痛。

不利于翻身

正常人的睡姿在入睡后是经常变动的，一夜辗转反侧可达20～26次。如果床太软，孕妈妈深陷其中，不容易翻身。

仰卧时：增大的子宫压迫腹主动脉及下腔静脉，导致子宫供血减少，对胎宝宝不利，甚至出现下肢、外阴及直肠静脉曲张，有些人因此而患痔疮。

小贴士

1.如果是沙尘天，最好不要出去散步。

2.孕妈妈要注意，增加运动量并不是要增加运动强度，而是提高运动频率和延长运动时间。

3.孕妈妈要根据自己的情况选择运动强度，切不可过度。

小贴士

1.孕妈妈不宜睡席梦思床。

2.要注意保持枕头松软，高低适宜。

左侧卧：孕妈妈心脏容易受压，胃内容物排入肠道受阻，不利于健康。

进行骨盆底肌肉的锻炼

骨盆底肌肉的锻炼能够增加孕妈妈阴道肌肉的弹性，缩短分娩时第二产程的时间；可促进孕妈妈直肠和阴道区域的血液循环，加强孕妈妈对膀胱的控制，预防痔疮和压力性尿失禁。因此，孕妈妈在孕中期以后就要开始锻炼骨盆底肌肉。

找准位置

收缩提拉阴道和肛门时，感觉到收紧的那部分肌肉就是骨盆底肌肉。

锻炼方法

取站姿或坐姿，只要觉得舒服，躺着也行。收紧骨盆底肌肉，数8~10个数，放松几秒，然后再收紧，重复做同样的动作。

多长时间锻炼一次

每天做3次，每次3~4组，每组10次。随着肌肉的不断增强，可以逐渐增加每天练习的次数，并延长每次收紧骨盆底肌肉的时间。

小贴士

1.在练习的过程中，要注意保持身体其他部位的放松，不要收紧腹部、大腿和臀部。孕妈妈可以将手放在肚子上，这样有助于确认腹部肌肉是否处于放松状态。

2.锻炼骨盆底肌肉不需要借助任何道具，也没有大的肢体动作，练习起来非常方便，可以随时随地进行。孕妈妈可以在一天中分多次来进行练习，但是刚开始时不要急于做得太多。

保持正确的姿势

随着妊娠周数的增加，腹部逐渐向前突出，身体重心位置发生变化，骨盆韧带出现生理性松弛，容易形成腰椎前倾，给背部肌肉增加了负担，极易引起疲劳或发生腹痛。孕妈妈站、立、坐、行走时保持正确的姿势，可以减少这些不适。

坐姿

坐椅子时先稍靠前边，然后慢慢将臀部移至椅子后部，后背笔直靠椅背，大腿和小腿成直角，大腿呈水平状，这样不易腰背痛。

站姿

将两腿平行，两脚稍微分开，重心落在两脚之间，但若站立时间较长，则将两脚一前一后，并每隔几分钟前后转换位置，使重心落在向前伸出的腿上，可以减轻疲劳。

走姿

行走时要背直、抬头，紧收臀部，保持全身平衡，稳步行走，如有必要，应扶着扶手或栏杆行走。

睡姿

孕妈妈的睡姿会随时间的推移而变化，刚进入怀孕第4个月、腹部隆起还不高时，孕妈妈可以采用自由的体位，怎么舒服怎么来；到了怀孕第5个月，或腹部隆起已经很高时，就最好采

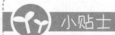
小贴士

1.走路时不弯腰，不驼背，不过分挺胸，不用脚尖走路。

2.尽量选择有靠背的椅子。

3.当孕妈妈想坐下时，先用手在大腿或扶手上支撑一下，再挺直后背，慢慢地坐在椅子上。

取左侧卧的姿势入睡，不要再仰卧。

上下楼要注意什么

孕妇在怀孕的中后期，由于胎儿不断生长，自身的体重会迅速增加，所以在行动上会有很大的不便。特别是在上下楼梯的时候更需要注意安全。

每天上下楼梯的次数不要过多

在楼上居住的孕妈妈，每天免不了要出门，除了正常的上下楼以外，节假日期间，出门散步，或到市场买菜、到商店买各种物品，往往需要上下楼梯。为了确保安全，孕妈妈要做好计划，不要频繁地上下楼梯。

不要提很重的物品上下楼

如果孕妈妈提很重的物品上下楼梯，则会增加腹部压力，容易发生流产、早产等情况。为了孕妈妈和胎宝宝的安全，家庭琐事最好由丈夫或家人来承担。

上下楼梯不要着急

孕妈妈在上下楼梯时，要讲究正确的行走方式和正确的动作，不宜太着急，应一步一步地慢慢上下。

小贴士

1.孕妈妈不应该经常爬楼梯，而且应特别注意只能"上楼梯"，尽量少"下楼梯"。因为每下一个阶梯，就会造成膝关节的一次冲击，所以膝盖受伤会更严重。孕妈妈受伤的可能性也越高。

2.孕妈妈上下楼梯，要特别小心，行走动作要得当，千万别滑倒，以免对胎宝宝造成伤害。

穿质量好的低跟鞋

女性一旦怀孕，身体就会发生很大的变化，其中体重的增加是不可避免的，尤其是到了孕中期，孕妈妈的肚子已经很大了，体重也增加了不少，臀部开始突起，胸部和腰部的位置都向前挺，这时如果再穿着高跟鞋走

小贴士

一般在怀孕期间，孕妈妈的体重会增加15千克左右。这样就增加了孕妈妈走路时体重对腿和脚的压力，重心也会发生改变，所以孕妈妈应脱下高跟鞋，穿上舒适的鞋子。

路，不仅会使孕妈妈在行走时失去平衡，从而引起摔跤、闪腰等麻烦，还会使孕妈妈腹部受压，进而使血管受到更大的压力，易致妊娠水肿等，因此，这时孕妈妈应穿舒适的低跟鞋或平底鞋。

不要穿太紧的内衣、内裤

内衣的选择

孕妈妈的内衣必须宽松、柔软、舒适，要容易清洗并耐穿，面料最好是吸汗、透气佳的纯棉材质。色调应选择明亮、轻快的颜色，如白色、粉色、淡蓝色等。

怀孕后期，一定要选用不压迫乳房的大号乳罩，并选用宽肩带，以便有效支撑乳房；选择全罩杯、包容性好的款式，最好有侧提，可以将乳房向内侧上方托起，防止外溢和下垂。

内裤的选择

内裤要选择肥大一些的，有良好的透气性和吸湿性面料的内裤，最好

是纯棉的，穿着以不压迫腹部为宜，同时由于臀部增大，内裤也要求包覆性好。

可以适当进行性生活

　　孕中期胎盘已经形成，早孕反应也已经消失，进入了孕期中较为安全的时期，所以一般情况下很多孕妈妈都能够进行性生活了，但也需要有所注意。

性生活要有节制

　　进行性生活也应适度，不要过频，不能过于激烈，以免引起宫缩。孕中期可以有性生活，但要节制，这样有益于夫妻恩爱和胎儿的健康发育。同时，丈夫的精液中含有一种精液胞质素，它具有与青霉素同样的抗菌功效，能够杀灭葡萄球菌等致病菌，可以清洁保护孕妈妈的阴道。

性生活的体位

　　在进行性生活时一般建议孕妈妈用侧位或者上位比较好，因为此时腹部已经变大了，腹部不能够受压，所以需要调整体位。

1.孕中期不是每一位孕妈妈都能够进行性生活，胎盘位置较低或有流产倾向的，均不宜进行性生活。

2.如果性生活过频，用力较大，压迫腹部，会导致胎膜早破，脐带可能从破口脱落到阴道外，胎儿因得不到营养和氧气会立即死亡。

孕期开车应注意什么

如果孕妈妈自我感觉很好，除了上、下车时有点儿行动不便外，并不影响开车的能力，则可以开车。但是要注意安全问题。

系好安全带

一些孕妈妈不管是自己开车还是乘车，都不喜欢系安全带，害怕那样会勒到肚子、压迫胎儿。事实上，孕妈妈比平常人更应该系上安全带。因为车在行驶中难免颠簸或急刹车，孕妈妈如果不小心撞到仪表盘，会比普通人更危险。

座椅位置适当放宽

孕妈妈一定要在开车前将座椅靠背调节到最舒适的位置。开车时最好双肩靠在椅背上。也可以准备一个腰靠垫，减缓疲劳。身体不要离方向盘太近，以免发生撞击时身体撞到方向盘。

开车速度要慢

孕妈妈开车时一定不要速度太快，把车速控制在60千米/小时以内。这样才能保证在一般情况下不出现急刹车、急转弯等紧急制动。开车也尽量不上高速公路，这一点是每一位孕妈妈必须注意的。

出现不适及时检查

车子猛烈的颠簸与震动有可能导致严重后果，而有时从表面看可能没有任何症状。所以开车过程中一旦遇到交通事故，哪怕只是受到轻微碰撞，也要尽快到医院去检查一下。

车内不要放太多东西

除一些必需用品外，如开车时要喝的水等，最好不要在车里放太多的东西。有些孕妈妈喜欢放置一些毛绒玩具和生活用品之类的东西在车的后面，在紧急刹车时，这些东西极有可能飞向前方撞伤孕妈妈，造成不必要的麻烦。

另外，孕妈妈的车内更不能放置一些尖锐、坚硬的东西，这些东西都有可能对孕妈妈造成伤害。

开车时间不宜过长

连续驾车的时间最好不要超过1小时，每隔45分钟或者30分钟，孕妈妈应及时把车停在路边，下车做一些简单舒缓的活动，让身体的血液保持畅通，这样就会缓解驾驶途中的疲劳状态。

车内空调温度不要太低

车内空调温度不要太低，如果不是太热，可以关掉空调，打开车窗吹吹自然风。

穿运动鞋或布鞋

女性开车最忌穿拖鞋、高跟鞋、塑料底鞋等，最好是穿运动鞋或者是布鞋，孕妈妈更要注意这个问题。

把长发梳起来

孕妈妈在开车的时候，要把长发梳起来，尤其是在开着车窗的情况下更应该梳起来，因为车窗外的风很容易把头发吹乱，导致头发挡住视线。

小贴士

通常怀孕超过5个月以后，孕妈妈的身形都会急剧膨胀，隆起的腹部容易撞上仪表板或方向盘，开车时要更加注意。

孕期吹空调禁忌

长时间吹空调，会让孕妈妈身体感到不适，而不健康的吹空调方式，更会让免疫力较低的人出现吹空调后遗症。因此，孕妈妈夏季吹空调必须注意下面的几个事项。

1.在家里尽量不要连续24小时开启空调，应经常保持皮肤的清洁卫生，这是由于经常出入空调环境、冷热突变，皮肤附着的细菌容易在汗腺或皮脂腺内阻塞，引起感染化脓。

2.室内温度设置在26℃为宜，室内外温差最好不超过7℃，否则出汗后入空调房容易加重体温调节中枢的负担。

3.办公桌位置尽量不要靠近空调冷气的直吹处，因为该处空气流动快且温度更低，容易使人体表面的毛孔强烈收缩引起内分泌紊乱，造成空调病。

小贴士

1.如果孕妈妈一味贪凉，对着空调直吹，或者把洗澡水调得太凉，都可能因为突然温差过大刺激子宫收缩，造成早产。

2.如果长时间在有空调的写字楼办公，应适当添加衣服，偶尔也要站起来活动一下筋骨，以增进血液循环。

泡澡时间不宜太长

孕妈妈要注意皮肤的清洁卫生，需要每天洗澡，不过别忘记了，每次洗澡的时间不宜太长。

小贴士

孕妈妈每次洗澡的时间应控制在15～20分钟为佳。

因为孕妈妈本身血容量增加，如果洗澡时间过长，温度过高，浴室里的空气流通减少，容易造成缺氧而发生晕厥。同时，热环境还容易引起子宫收缩，造成流产。此外，长时间洗热水澡对胎儿也有不利的影响。

跟准爸爸一起参加孕妇课堂

小贴士

准爸爸最好能抽点儿时间和爱妻一起去听课，这样不但可以学习必要的知识，而且也是自己对爱妻"心理支持"的有力行动，同时，还可以跟其他准爸爸一起交流感受。

现在很多医院都开设有孕妇课堂，全面教授孕期护理知识及产后的育儿知识。在课堂里孕妈妈可以学到很多关于怀孕和分娩的知识，如产前检查的重要性，孕期在饮食和日常习惯上的注意事项，如何处理孕期出现的特殊问题，学习数胎动等。这种课堂最好是带着准爸爸一起参加。

便秘可能经常发生

到了孕中期，由于孕妈妈子宫增大而压迫肛门，常常引起便秘，不妨试试下面几个方法。

定时排便

要形成良好的排便习惯，定时排便，不要憋便。

合理饮食

有计划地安排膳食，少吃多餐，避免暴饮暴食，禁止吃辛辣或酸性等有刺激味的食物，多吃些易消化的食物，多吃蔬菜，如芹菜、青菜等。

合理饮水

白天要做到合理饮水，最好在晨起后空腹喝500毫升温开水。如果可以多喝一些纯正的蜂蜜水，效果会更好。

加强运动

适量进行运动锻炼，有助于预防和缓解便秘，尤其是对肛周组织进行按摩更为有效，每次持续3~4分钟，适当增加提肛运动，每天做3~5组，每组30次。

小贴士

1.多吃膳食纤维，如谷类食物的皮，最典型的就是麦麸，或者带麦麸的小麦粉。另外，绿豆、红豆都带皮，膳食纤维含量都比较高，有利于排便。

2.多吃些长在地下的根茎类食物，这也有利于排便，如山芋、芋头、魔芋等。

易出现消化不良或腹胀

引起消化不良或腹胀的原因

1.随着妊娠时间的增加，胃肠道受增大子宫的推挤，胃液分泌及胃肠道蠕动受到影响，导致消化不良或腹胀。

2.胎盘分泌大量黄体酮使全身平滑肌普遍松弛，因而胃肠道张力也降低，导致蠕动减弱，胃排空时间及肠运输时间延长，又因胃贲门括约肌松弛、胃的位置改变以及腹压增加，易导致胃内容物反流至食管。

如何应对消化不良或腹胀

少吃多餐：食欲不振时要少吃多餐，吃一些清淡、易消化的食物，如粥、豆浆、牛奶及水果等。少吃甜食和不易消化的油腻荤腥食物。

保持好心情：孕妈妈要保持良好的心情，避免发生不愉快的事情，使自己心情不愉快。

保持适当活动：孕妈妈要保持适当的活动，每天散散步，做一些力所能及的工作和家务，不仅能增进消化功能，也有利于胎宝宝的生长发育。

小贴士

1.孕妈妈因怀孕产生的消化不良，一般不需要药物治疗，只要通过合理调配饮食，都可使其得到不同程度的改善。

2.怀孕期消化过程非常缓慢，孕妈妈容易出现消化不良。尤其是到了孕晚期，由于胎宝宝压迫胃肠，孕妈妈会感到胃灼热。这时孕妈妈别吃得太多，也别吃辛辣食物。

孕期牙痛怎么办

很多孕妈妈在妊娠期出现牙病，这是因为全身免疫力降低所致。此时用药怕影响胎宝宝，拔牙怕引起流产或早产，不治又会使孕妈妈痛苦万分，所以孕妈妈要重视牙病的防治。

妊娠期牙龈炎

妊娠期牙龈炎是孕期最常见的一种牙病。表现为牙龈肿痛，刷牙、进食时出血。检查可见单个或多个牙龈充血及牙乳头增生。

妊娠期牙龈炎多因体内孕激素增多和口腔不洁引起，防治的方法是：去除牙结石，早晚刷牙，饭后漱口，保持口腔清洁卫生。可多吃富含维生素的食物，也可适当服用多种维生素片。

智齿冠周炎

18～22岁是第三磨牙萌出期，第三磨牙也就是我们通常所说的智齿。由于食物越来越精细，许多人颌骨体发育不良，常常发生第三磨牙萌出困难或生长方向异常，引起牙冠周围软组织的炎症及疼痛，重者还有畏寒、发热等全身症状。如果孕期发生感染，则主要是局部用药，用3%的过氧化氢、生理盐水局部交替冲洗，之后用2%碘甘油涂搽。另外，饭后可用稀释的过氧化氢漱口，症状较重时还需要全身治疗，一般选用对胎宝宝无害的抗生素。

龋齿

由于孕期唾液成分、齿龈血流循环的改变，加上增多的孕激素的影响，此时龋齿有好发倾向，且原先较浅的病灶可能向深层发展而引起疼痛、发炎等，故孕妈妈要定期去医院做口腔检查，对龋齿及时治疗，并且要注意口腔卫生，加强营养，摄入足够的动植物蛋白、维生素和钙等。

小贴士

1.牙病在孕妈妈中是相当常见的，为了避免麻烦，不妨孕前就去医院做仔细的口腔检查，发现牙病及治疗。

2.孕期要注意口腔卫生，加强营养，避免牙病发生。

护理增大的乳房

孕中期，孕妈妈会出现胸部变大、乳房胀痛的症状，这大多属于正常现象，因为怀孕期间乳房在体内激素的刺激下，乳腺管增生、乳腺泡发育、乳房组织发育增大，从而出现乳房增大、乳胀的现象。如果这时对乳房护理不当，很可能会影响产后哺乳。所以，为了产后顺利哺育新生宝宝，孕妈妈在孕中期就应该开始对乳房进行科学护理。具体操作有以下4步。

1.清洗：用温热的毛巾将乳房表面的皮肤清洁干净。

2.热敷：用热毛巾对清洁好的乳房进行热敷，为下一步按摩做准备。

3.按摩：将拇指同其他四指分开，然后握住乳房，从根部向顶部轻推，将乳房的各个方向都做一遍，最后按摩乳晕和乳头。坚持每天做能很好地保证乳腺管畅通。

4.护理：用温和的润肤乳液对乳房进行再次按摩，主要是对乳头的按摩。手指蘸满乳液，然后用2~3个手指捏住乳头并轻捻，使乳头的皮肤得到滋润。

小贴士

1.孕中期的孕妈妈护理乳房要当心，如果护理不当，很可能会影响产后哺乳。

2.按摩乳房时，不要用力太大。

可能会出现呼吸短促情况

在孕中、晚期，孕妈妈有过度通气的现象，自身感觉呼吸急促，尤其在孕晚期，这种感觉更为明显，这一现象的发生主要有两个原因。

生理的改变

在孕早期，孕妈妈胸部就发生一系列适应性生理改变，具体表现为肋膈角角度增大，肋骨向外扩张，胸廓横径加宽、周径变大，并且膈肌上升。由于膈肌上升，呼吸时膈肌上下活动的幅度比非孕期增大。在怀孕中、晚期，随着妊娠子宫的增大，膈肌活动度减少，与此同时，胸部活动相应增加，因而由不自主的腹式呼吸改变为胸式呼吸。

供给胎宝宝的氧气量增加

到了孕中、晚期，由于宫腔内的胎宝宝依靠母体供给氧气量增加，孕妈妈必须增加通气量（比非孕期时增加40%左右），因而呼吸要加快。

小贴士

孕妈妈对孕期呼吸急促不必害怕，只要注意休息，不要过于劳累，待分娩后这种现象就会消失。

如何预防眼干燥症

眼干燥症往往会在激素发生改变时表现出来，因而在孕期是相当常见的。

眼干燥症的症状

眼干燥症由于眼泪成分或数量的改变，从而无法正常润滑眼睛，表现为眼睛灼痛、发痒、怕光、觉得干涩，眼睛里像有沙子或眼泪过多。

如何预防眼干燥症

1.与怀孕有关的眼干燥症会在宝宝出生后逐渐消失。这种情况还可以用人工滴眼液或眼药膏来治疗，但是一定在咨询医生后使用，不要擅自购买非处方药治疗。

2.避免接触刺激眼睛的环境因素，如吹风、烟雾、干热等。

如何防治痔疮

小贴士

久坐沙发的孕妈妈腹部压力增加，导致直肠下端黏膜及肛周皮肤的静脉血管扩张，血液淤积，弯曲隆起而形成静脉团，因此，孕妈妈不宜久坐沙发。

孕期痔疮重在预防和自我调节，正确的坐姿、站立姿、饮食及调养方法可有效缓解症状。

每天做提肛运动

在养成良好饮食习惯的基础上，可以每天早晚进行一次提肛运动，每次30下，有助于肛周组织的血液循环，预防痔疮的发生。

保持肛周清洁

经常保持肛周的清洁，每晚进行10分钟的温水坐浴，可以预防肛周皮肤褶皱区滋长细菌而发生感染。

皮肤瘙痒不可忽视

到了怀孕后期，大多数孕妈妈都会有皮肤瘙痒的症状，尤其是腹部皮肤更容易发生。这是胎宝宝的长大使得皮肤产生妊娠纹而引起的瘙痒，孕妈妈不必担心。当然，如果是病变性的皮肤瘙痒，一定要去医院治疗。

一般情况下，孕妈妈皮肤瘙痒可以能由下面几种病变所致。

妊娠皮肤病

15%以上的孕妈妈可能会碰到这种皮肤病，一般是在怀孕6～7个月时发作，全身都可能发痒，皮肤除了有痒感之外，没有任何变化，不会出现疹子和水疱。一般认为此病和怀孕期间雌激素的增加有关，对胎儿并无影响，因此，孕妈妈不必太担心。

妊娠皮疹

大约有2%的孕妈妈可能患这种病，通常在怀孕4～9个月时发生，皮肤上会出现小红疹，常发于四肢，看起来像虫咬，这是怀孕本身所造成的，对胎宝宝没有什么影响。

妊娠中毒性皮肤疹

患病率大约有1%，大都出现在身材矮小肥胖的孕妈妈身上，最常在妊娠纹出现时发生。目前认为可能和激素分泌不平衡有关，不过这种皮肤痒并不会危及胎宝宝，不必担心。

妊娠期丘疹皮肤炎

这种病发病率很低，全身各部位都可能发病。患病时，全身皮肤会出现疹子。该病发生的原因至今尚不明确，孕妈妈一定要特别注意，千万不可忽视。

小贴士

1.避免流汗，流汗后应尽快擦干，以减轻瘙痒症状。

2.衣着宽松舒适，尽量穿纯棉吸汗的衣服。

3.禁止用热水烫患部，否则会加重病情。

4.尽量少用肥皂等刺激皮肤或使皮肤干燥的化学物质。

5.不要用指甲抓挠患部，以免刮伤皮肤造成感染。

患妊娠期高血压综合征要及时治疗

一般孕妈妈在孕中期，每个月应该去医院产检一次，化验一次尿蛋白、测量血压、检查有无水肿等。一旦发现孕妈妈出现水肿、蛋白尿、高血压中的任意两种症状，即可诊断为患上了妊娠高血压综合征。这是孕妈妈在怀孕期间较容易发生的病症，它常常会影响孕妈妈的健康，严重时可危及生命，同时还会造成胎宝宝死亡。

轻度高血压综合征：只要适当减轻工作，注意休息和充分睡眠，就可以控制和减轻症状。

中度或重度高血压综合征：必须住院治疗，以保证孕妈妈和胎儿健康。

孕妈妈发生妊娠高血压综合征，除采取必要的治疗控制外，更应注意饮食调理。

限制水分的摄入

水分在体内的蓄积是引起水肿的重要原因，一般患轻度高血压的孕妈妈需要尽量减少水分的摄入，患中度或重度高血压的孕妈妈，对水的摄入量要定量控制。

患中度高血压的孕妈妈，每天摄入水的量不超过1200毫升。重度高血压孕妈妈可按前一天尿量加上500毫升摄入水。

少吃盐

食盐中的钠有潴留水分、加重水肿、收缩血管、升高血压的副作用，患轻度高血压的孕妈妈可不必过分限制食盐的摄入，只要不吃过咸的食物就可以了。患中度或重度高血压的孕妈妈要严格控制食盐的摄入量，每天应控制在5克以内。

摄入足够量的优质蛋白质

孕中、晚期，是胎宝宝快速发育的时期，需要足够的蛋白质。由于孕妈妈尿蛋白的发生，从尿液中损失了一部分蛋白质，除了并发严重肾炎者外，孕妈妈一般不要限制蛋白质的摄入。

增加钙、锌摄入量

孕妈妈要每日喝牛奶、吃大豆及其制品和海产品，这些食物钙、锌含量高，可预防血压升高。

多吃蔬菜和水果

孕妈妈每天保证摄入蔬菜和水果500克以上，可以预防高血压。

控制热量的摄入

孕前体重过重的肥胖孕妈妈，要少吃或不吃糖果、点心、甜点、油炸食品以及含脂肪高的食品。

小贴士

1.妊娠高血压综合征是出现蛋白尿的原因，孕妈妈要定期检查尿蛋白，以及时发现高血压综合征，从而及时采取措施辅治，保证母子健康。

2.孕妈妈多吃禽类、鱼类和大豆类食物能够改善妊娠高血压综合征症状，同时保证胎宝宝发育。

3.小苏打、发酵粉、味精也含钠，要注意限量食用。

羊水异常怎么办

羊膜内的液体叫作羊水。在整个孕期，羊水为胎宝宝呼吸、消化、泌尿、肌肉、骨骼等各系统的正常生长发育提供了一个恒温、无菌的环境，它是维持胎宝宝生命不可缺少的重要物质，它过多或过少，都属于异常现象，对胎宝宝生长发育有很大的影响，因此要及时治疗。

羊水过多

羊水过多最有可能是由胎宝宝畸形、双胎和糖尿病所致。羊水过多的严重并发症包括胎膜早破、早产、胎盘早剥、宫缩乏力导致的产后出血等。羊水过多一般不需要干预。但如果短期内羊水量明显增加，导致孕妈妈严重不适、呼吸困难，就要考虑羊膜腔穿刺放羊水。

羊水过少

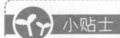

1.羊水过多或过少都可能会对胎儿产生一定的影响，因此建议孕妈妈及早就医，以免出现严重后果。

2.孕妈妈应定期做孕检，以保证生育一个健康的小宝宝。

羊水过少很可能是由胎宝宝畸形和胎盘发育不良导致的胎宝宝尿量减少（往往会伴有胎宝宝生长发育落后）。与羊水过多相比，羊水过少相关的不良围产儿发生率更高，包括畸形、早产、死胎、肺发育不良等，应立即治疗，听从医生的建议来进行处理。

性传播疾病对妊娠的影响

性传播疾病是通过性关系而传染的一系列疾病。性传播疾病有多种，不仅危害病人本身，也会贻害后代，下面谈谈几种常见性传播疾病对胎宝宝的危害。

淋病

孕妈妈感染淋病并非少见，淋菌易吸附于精子，随精子上行引起各部位急性炎症改变，对母体、胎宝宝危害极大。孕妈妈的流产率也很高，如果在妊娠中、晚期发病，还容易发展为播散性淋菌感染，出现关节炎、皮炎，对母体、胎宝宝产生不良影响。因胎膜脆性增加易发生胎膜早破，胎宝宝难以存活。

梅毒

梅毒对妊娠有不良影响，受孕后由于梅毒螺旋体进入血循环，损害并通过胎盘感染胎宝宝，感染时间多在怀孕4个月以后，易发生流产、早产、死胎及先天梅毒，或出生时外观正常，以后发生症状。

尖锐湿疣

孕妈妈免疫功能低下，孕期由于激素特别是雌激素的影响，生殖器官血供丰富利于病灶迅速扩大。患尖锐湿疣的孕妈妈所生的婴儿可发生咽喉乳头状瘤和肛周疣。

艾滋病（AIDS）

艾滋病（AIDS）是由人获得性免疫缺陷病毒（HIV）引起，该病死亡率很高，危害极大。孕妈妈患艾滋病（AIDS）对胎宝宝的传染率为30%～55%。经过胎盘的母胎传染以及分娩过程中的产道传染可导致一定数量的胎宝宝死在宫内或新生儿死亡。

小贴士

1.为预防和治疗淋病，最好是在孕期对孕妈妈做诊断和治疗，尤其在高发区或有淋病病史者，应按常规在产前检测本病，以避免可能对胎宝宝造成的损害。

2.如孕妈妈未经驱梅治疗，仅有1/6的机会分娩正常婴儿。

3.一般认为，孕妈妈患梅毒的病程愈长，距受孕时间愈近，妊娠前又未经充分治疗，则胎宝宝受感染的机会愈大。

4.一般情况下，尖锐湿疣的症状分娩后可减轻或自然消退，因而孕期暂不做处理。

PART

04

孕晚期
（第28周及以后）

孕晚期已面临分娩，所以这一时期至关重要，要特别注意胎动的强弱和次数以及胎位是否正常。家人要更加细心全面地照顾孕妈妈：饮食上要注意吃得全面、补得到位，为顺利分娩作准备；定期孕检，及时防治和缓解孕晚期的常见症状；关注孕妈妈的心理活动，这时孕妈妈容易产生焦虑、恐惧的心理，需要家人一起来帮她调节。

发育情况

胎宝宝发育逐渐成熟

进入孕晚期，胎宝宝的体重大约3000克，身长约51厘米。只要胎宝宝体重超过2500克就算正常。这时，胎宝宝在妈妈腹中的位置不断下降，其头部逐渐进入骨盆，寻找适合分娩的方位，身体较小的胎宝宝会提前进入骨盆。

第8个月：胎宝宝身长约40厘米，体重约1700克。胎宝宝在子宫内活动自由，胎动协调，位置基本固定，一般头部朝下。神经系统进一步完善，肺及其他内脏已基本发育完成。胎宝宝会经常睁开眼睛，开始形成睡觉和苏醒的规律，并可以识别你讲话的模式、周围的人声和播放的音乐声。这时出生的早产儿，如在暖箱里精心照料，已能存活。

第9个月：胎宝宝约45厘米长，体重在4周内可以增加1000克，发育基本完成。这时出生的早产儿如果能精心照顾，成活率可达90%以上。

小贴士

如果孕妈妈怀的是第一胎，大约在36周时，胎宝宝的头部会下降并衔接到骨盆内；如果怀的不是第一胎，衔接一般发生在分娩开始后。

第10个月：胎宝宝发育完成，身长约50厘米，体重约3000克。皮肤呈白色微带粉红，体表有一层白色的脂肪，胸部发育良好，双乳凸出，会打嗝、会吮自己的拇指。

孕妈妈能感觉到明显胎动

随着胎宝宝的逐渐生长，胎动于30～32周间最为明显。

到32周后，胎宝宝逐渐占据子宫的空间，其运动明显受到限制。这时虽然受到限制，但胎宝宝还是会偶尔发出用力一击。当胎宝宝的头部撞在骨盆底肌肉上时，孕妈妈会突然觉得被重重一击。

 小贴士

胎宝宝除了为锻炼和协调成长中的肌肉而运动外，还会因其他原因而运动。例如，胎宝宝可能正在变换姿势，或因孕妈妈的坐姿或站姿令胎宝宝感到不适而移动。也许他只是想换个位置以方便自己快乐地吸吮手指头呢。

孕妈妈有哪些变化

在孕期不同的阶段，孕妈妈身体变化也不同。

第8个月：心脏和胃受到压迫，吃不下太多食物，且可能出现恶心和打嗝。腹部比以前更加突出，要注意休息。

第9个月：胎宝宝的头部进入骨盆，子宫底部下垂，胃和胸部的压抑感消失，但膀胱受到压迫，导致尿频、白带增多。子宫颈和阴道变得柔软，肚子有鼓胀感。应充分休息，保持体力。

第10个月：这是期待与不安的交替时期，可能会出现腰痛、

小贴士

1.胎宝宝在38～40周时出生都称为足月儿，这意味着胎宝宝随时可能降临人间，孕妈妈及家人要做好准备。

2.避免胎膜早破，如果还未真正开始分娩，胎膜就破了，阴道中的细菌会侵入子宫，给胎宝宝带来危险。

脚跟疼痛等不适症状。宫高为32厘米～38.5厘米，时常会感到尿频或尿不净。如果感觉到阵痛，注意放松。

孕妈妈进入待产状态

孕妈妈进入待产状态

进入孕期最后一个月，孕妈妈的身体已经为宝宝的出生做好准备了。

子宫下降，胃及心脏的压迫感减轻：随着宝宝出生时刻的临近，子宫开始下降，临产前1～2周胎宝宝的头部大多已经降入骨盆。这时，子宫对胃及心脏、横膈膜的压迫减轻了，孕妈妈会感到呼吸困难的症状有所缓解。

子宫和阴道趋于软化，阴道分泌物增多：子宫和阴道趋于软化，容易伸缩，以方便胎宝宝通过产道；随着临产日期的接近，宫颈血供应量日渐增加，宫颈变软。孕妈妈阴道分泌物增多，子宫收缩频繁，开始出现分娩的征兆。

胎位相对固定，胎动减少，体重增加停止：孕晚期最后几个星期，胎位已相对固定，因此胎动也不那么明显了。这时胎宝宝的体重还会增加，但孕妈妈的体重增加将开始变慢，甚至不再增加。

胎宝宝进入待产状态

在孕期的最后一个月胎宝宝发育完成，内脏、肌肉、神经等已非常发达，完全具备在母体之外生活的条件。其中肺部是最后一个成熟的器官，在宝宝出生后他才能建立起正常的呼吸模式。

1.如果持续12小时仍然感觉不到胎动，则应马上就医。

2.阴道分泌物颜色一般偏棕色或粉色，如果呈鲜红色并伴随疼痛感，一定要去医院检查。

3.真正能准确地在预产期出生的婴儿只有5%，提前2周或推迟2周都是正常的。如果推迟2周后还没有临产迹象，那就需要采取催产等措施尽快生下宝宝，否则宝宝会有危险。

孕晚期的产检

孕晚期产检内容有哪些

孕28～36周，每2周产检1次，孕36周后每周产检1次。检查项目有：

1.胎位：28周前羊水量相对多，胎位不固定。孕28周后胎位就相对固定了。

2.孕28周至分娩前，计胎动数。

3.孕30～34周后，监测胎心（不主张孕妇自己测胎心，胎动异常随时应去医院急诊避免危险）。

4.孕34周，对孕妈妈进行心理疏导，做好心理、生理上的准备。

5.孕34周，复查B超，观察胎宝宝生长发育情况、胎盘位置、成熟度及羊水情况，发现孕中期漏诊的畸形或孕晚期才出现的畸形。

6.孕34周，骨盆外测量，骨盆鉴定。

7.孕36周，分娩前准备。

8.孕37周，监护胎心，每周至少1次。

9.孕38~39周，骨盆内测量，分娩鉴定。结合彩色B超及胎儿监护、骨盆内外测量及查体、产妇意见决定分娩方式、是否提早入院。

小贴士

1.有下列情况的需要提早入院：双胎妊娠、臀位足先露、妊娠期糖尿病、瘢痕子宫、妊娠高血压综合征、心脏病、前置胎盘等。

2.如果妊娠28~32周仍为臀位者，可胸膝卧位助胎臀退出盆腔，借胎儿重心的改变转为头位，胸膝卧位前解小便并松解裤带，每日3次，每次20分钟，1周后复查。

3.正常者不宜提早入院待产，因为产科病房里的每一件事，都可能影响住院者的情绪，这种情绪往往对孕妈妈不利。一般决定分娩方式后再做打算，自然分娩者可回家待产一周；决定剖宫产者可入院择期手术。

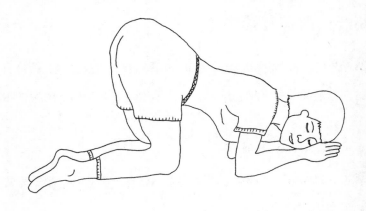

骨盆测量，为分娩做准备

产道的通畅与否将直接影响孕妈妈的分娩方式，骨盆是胎宝宝出生的必经通道，它的大小及形状与胎宝宝能否顺利产出有密切的关系。孕妈妈在孕晚期需要配合医生做好骨盆测量，以便了解准骨盆的大小、形状，估算胎宝宝与骨盆的大小比例，判断采取哪种分娩方式。

为了防止由于骨盆过于狭窄而引起难产，在孕晚期，孕妈妈要进行骨盆测量。

骨盆测量主要为内测量，通过测量判断骨盆正常与否。具有多年行医经验的医生用手就能完成这项检查。

骨盆内测量

骨盆内测量能较准确地经阴道测得骨盆大小。测量的主要径线有：对角径，正常值为12.5厘米～13厘米；坐骨棘间径，正常值约为10厘米。

此外，如果坚持顺产，即便胎头入盆了，胎宝宝依然无法顺利娩出，分娩时间过长还会导致胎宝宝颅内出血、窘迫等危险。而孕妈妈不仅要忍受痛苦，还会因频繁宫缩发生先兆子宫破裂等，影响母婴安全。所以，如何选择分娩方式要交给产科医生来完成。

小贴士

1.大多数医院在妊娠28～34周之间测量骨盆。如果过早测量，会由于阴道和韧带不够松弛而影响测量效果，过晚测量会有引起感染或胎膜早破的危险。

2.当测量值异常时，说明骨盆异常，但并非骨盆异常就一定不能经阴道分娩，要具体判定是骨盆的哪个平面异常，一般来说，入口平面、中骨盆的狭窄是可以试产的，而出口平面的狭窄应行剖宫产。

3.判断宝宝是否能由产道娩出，除了骨盆正常外，还要考虑到胎儿、产力因素，这3个因素有一个异常都可能导致经阴道分娩困难，则需剖宫产终止妊娠。

胎心监护、听胎心，判断胎宝宝有无异常

胎心监护是借助仪器记录下瞬间胎宝宝心率的变化。通过胎心瞬间变化的信号曲线图形，医生可以了解到胎动时、宫缩时胎心的反应，以推测

宫内胎宝宝有无缺氧。

从怀孕37周起，医生会在每次产检时安排进行胎心监护。每次约20分钟。有并发症者可在孕34周开始行每周胎心监护检查。

正常胎心音为120～160次/分，过高或过低都属异常。

小贴士

1.如果孕妈妈是高危产妇或者有并发症，如妊娠高血压综合征、过期妊娠、糖尿病合并妊娠等，则要从怀孕28周开始就进行胎心监护。

2.如果胎心音160次/分以上或小于120次/分都表示胎宝宝宫内缺氧，应及时治疗。

3.应注意胎心音的节律性是否忽快忽慢，有无异常变化。

应注意的生活细节

每天应摄入1200毫克的钙

进入孕晚期后，钙的摄入量比孕中期更大，因为整个胎宝宝发育过程中，胎宝宝体内的钙储备中有80%是在孕晚期积累的，所以这一时期每天需要摄入1200毫克的钙，其中胎宝宝由于骨骼发育速度骤然加快，要有足量的钙才能保证其骨骼的正常钙化。

 小贴士

每100克牛奶中含钙约120毫克，牛奶中的钙量容易被孕妈妈吸收，建议孕妈妈每天喝一杯牛奶。

避免摄入过多糖类

孕妈妈到了孕晚期，一定要注意控制糖类的摄入量，以免体重增长过快，造成胎宝宝过大。同时，如果孕妈妈摄入糖分过多，会导致胎宝宝晶状体发育环境异常，眼轴发育过快，加快近视发生。

小贴士

孕晚期应该适当多吃一些优质蛋白质，如鱼和虾类。另外新鲜的蔬菜和水果是孕妈妈最好的选择，能够补充维生素和微量元素，还能帮助解决便秘的困扰。

增加优质蛋白质的摄入

孕晚期是孕妈妈基础代谢和组织增长最后的高峰时期，同时胎宝宝为出生做准备，也在体内迅速储存营养素，这两个因素要求孕妈妈在饮食上一定要增加优质蛋白质的摄入。

孕妈妈可以增加瘦肉类和大豆类富含蛋白质食物的摄入，一来满足胎宝宝在孕妈妈子宫内生长发育最后的需求；二来为孕妈妈提供分娩时需要的营养物质，防止产后出血，保证产后有足够的泌乳量。

小贴士

1.禽蛋、鱼类蛋白质中含有丰富的蛋氨酸，它们可调节血压的高低；大豆中的蛋白质能降低胆固醇而保护心脏和血管，同时还可以保证胎儿的发育。

2.肾脏功能异常的妊娠高血压综合征孕妈妈必须控制蛋白质摄入量，以减轻负担。

适当补充多不饱和脂肪酸

人的生命必须依赖于两种脂肪酸才能得以生存，一种是饱和脂肪酸，存在于我们平时吃的肉类中。另外一种是不饱和脂肪酸，其中多不饱和脂肪酸可用于排除人体内多余的"脂肪垃圾"，对心脏病、糖尿病、关节炎和癌症等疾病有协助治疗的作用，特别是对胎宝宝发育也有着非常重要的影响。因为多不饱和脂肪酸有助于胎宝宝眼睛、大脑、血液和神经系统的发育，所以孕妈妈在整个孕期都需要这些元素，特别是在怀孕的最后阶段。

 小贴士

孕晚期是胎宝宝大脑细胞增值的高峰期，这时需供给充足的必需脂肪酸，以满足胎宝宝大脑细胞的发育需求。

各种深海鱼类、橄榄油、坚果、果实、绿叶蔬菜以及从葵花子、亚麻子或油菜籽中提取的油等食物中多不饱和脂肪酸含量较高，孕妈妈可多吃。

多吃富含膳食纤维的食物

到了孕晚期，由于增大的子宫压迫肠胃，以及内分泌变化引起的胃酸减少，孕妈妈的胃肠蠕动变慢，很容易受到便秘的困扰。如果能摄入一定量的膳食纤维，对孕妈妈减轻便秘和腹胀的痛苦很有帮助。

小贴士

1.小米、大麦、米糠、糙米、玉米、牛蒡、胡萝卜、四季豆、红豆、豌豆、薯类等食物中的膳食纤维含量都比较高，其他的新鲜蔬菜、水果、菌藻类食物中的膳食纤维含量也比较丰富，孕妈妈可以根据自己的需要进行选择。

2.膳食纤维摄入量要适度，不可过多，若摄入过多，孕妈妈肠蠕动过快，产气量大，则会引起腹部不适，并影响蛋白质的消化和钙、铁的吸收。

注意补锌、补铜

孕妈妈为什么要补锌

锌的作用：锌作为人体必需的一种微量元素，对许多正常生理功能的发挥都起着极为重要的作用。对孕妈妈来说，锌可增强子宫有关酶的活性，促进子宫肌收缩，帮助胎宝宝娩出。

缺锌的危害：孕妈妈缺锌会导致子宫肌收缩力弱，无法自行娩出胎宝宝，需要借助外力。由此可知，孕妈妈缺锌会增加分娩的痛苦。此外，子宫肌收缩力弱，还会导致产后出血过多及并发其他妇科疾病。

正常情况下，孕妈妈对锌的需要量要比普通人多，因为孕妈妈除自身需要锌，还要供给发育中的胎宝宝。因此，对妊娠期女性尤其是孕晚期的女性，一定要注意补锌。

孕妈妈为什么要补铜

铜的作用：铜为人体不可缺少的微量元素之一，人体缺铜时，各种酶活性显著降低，导致多系统功能紊乱。

缺铜的危害：胎宝宝缺铜则会引起中枢神经系统发育不良，出现胎宝宝小头畸形、智力及运动障碍等，还易发生动脉瘤和主动脉破裂。缺铜还会使胎宝宝骨质中的胶原纤维合成受损，骨骼发育受限，从而出现骨骼变形、关节畸形、发育停止。由于缺铜还可造成铁的不当利用，胎宝宝

小贴士

1.孕妈妈要多进食一些富含锌的食物，如面粉类食品、牛肉、羊肉、蛋黄、芝麻、花生、豆类以及橘子、苹果等。

2.含铜丰富的食物很多，主要以动物肝脏（牛肝、猪肝）、硬壳果类、豆类、甲壳类食物中含量较多。

出生后易发生缺铁性贫血。因此，孕妈妈一定要注意补充铜。

哪些运动有助于分娩

怀孕后因为内分泌的改变，新陈代谢减缓，再加上活动量减少，很容易因此发胖。为了孕妈妈的健康和顺利分娩，孕妈妈一定要多运动。下面的几种运动有助于分娩，孕妈妈在怀孕的最后几个月里要多多练习。

盘腿对脚坐

保持后背和腰部挺直，两脚掌合上，将足跟向内侧拉，同时缓慢降低两膝。这可以拉伸大腿与骨盆的肌肉，同时可以改善分娩时的体位，保持骨盆柔韧性，增强下身的血液循环。

上下摇摆骨盆

用双手和双膝支撑身体，头和躯干在同一水平线。收腹，保持该姿势数秒钟，同时轻轻摇摆背部。然后放松腹部和背部，降低背部，尽量保持背部水平，重复上述动作。这可以加强腰部肌肉，帮助减轻分娩时的背痛。

也可以靠着墙进行类似的动作：直立靠近墙，努力让腰下臀上的部位靠近墙面。

墙面滑行

背靠墙站立，两脚分开，距离与肩同宽，慢慢靠墙下滑至处于坐姿。保持该坐姿数秒，然后再上滑至站立。反复进行该动作10次。这一动作有助打开骨盆口，以给胎宝宝更大的空间进入产道。

应停止性生活

孕晚期过性生活可能会引起以下不良情况。

出血：孕期盆腔充血，阴道中段变软，性生活的碰撞可能会引起黏膜血管破裂而导致出血。

感染：孕晚期过性生活可能会将外界的细菌带入阴道内，若不久就要临产，这些细菌可沿着已开放的宫口进入体内，引起产褥感染。

早产

性生活的强烈刺激可引起子宫收缩，导致流产或早产。

胎膜早破、胎盘早期剥离等并发症状

孕晚期腹部隆起，性生活不便，如果碰撞了腹部，有可能使胎盘与子宫壁过早分离，或者使宫内压增高，引起胎膜早破。

 小贴士

1.孕晚期过性生活直接威胁着母胎安全，应严格禁止。

2.夫妻对性的需求应该适当克制，为了避免对孕妈妈和胎宝宝造成伤害，夫妻不妨分开睡。

选择最安全舒适的睡姿

孕晚期的睡姿尤为重要。这个时期，孕妈妈的睡姿对自身的健康与胎宝宝的安危都有重要的关系。这时孕妈妈宜采用左侧卧睡姿，这种睡姿可纠正增大子宫的右旋，能减轻子宫对腹主动脉和髂动脉的压迫，改善血液循环，增加对胎宝宝的供血量，有利胎宝宝的生长发育。

起床动作不宜太大

早晨在全身肌肉放松的状态下突然起床，会对脊柱形成很大负担，脊柱周围的肌肉也会拉紧。不断增大的肚子还会令骨盆感到疼痛。因此，孕妈妈起床时动作一定要缓慢。

正确的起床姿势

先将身体转向侧位（面对要下床的方向），肩部前倾，屈膝，用手肘支撑起上身，保持背部挺直，慢慢将双腿从床上移下，坐起来。

经常洗澡，保持身体清洁

到了孕晚期，离分娩越来越近，孕妈妈子宫的分泌物也随之增多，而且这时孕妈妈的身体越来越笨重，且易出汗，因此应该勤洗澡，这不但能避免卫生上出现问题，也能保持心情舒畅。

洗澡时室温、水温不宜过高

洗澡时水温或室温过高可能会导致孕妈妈出现头昏、眼花、乏力、胸闷等症状，从而使孕妈妈和胎宝宝缺氧。

同时，孕妈妈的体温对胎儿的影响很大，当孕妈妈体温超过40℃时，会对胎宝宝的脑细胞造成不可逆转的影响。

洗澡前后温差不宜过大

洗澡前后温差过大，很容易刺激子宫引起收缩，造成早产，尤其是冬夏两季。冬天气温低，孕妈妈不宜马上进入高温的浴室中洗澡；夏天气温高，孕妈妈不能贪凉而把温度调低。

防止滑倒

孕晚期，孕妈妈一旦滑倒是非常危险的，除四肢受伤、骨折外，还可能会造成早产。

洗澡时孕妈妈要穿能防滑的鞋子，千万别赤脚，因为那样很容易滑倒；在浴室里一定要垫上一块防滑垫，或在地上铺一块毛巾吸水；防滑垫要定期清洗，以免藏污纳垢。

采用淋浴

孕晚期，孕妈妈洗澡时最好采用淋浴，不宜采用坐浴。因为这时孕妈妈阴道分泌物多，阴道对浴后脏水的防病力减弱，容易引起阴道感染，而且孕晚期时宫颈短而松，易造成宫内感染，给孕妈妈和胎宝宝带来不利影响。

洗澡时间不宜过长

浴室里温度高，空气流通减少，孕妈妈本身血容量增加，如果洗澡时间过长，容易造成缺氧而发生晕厥。同时，热环境还容易引起子宫收缩，造成流产。孕妈妈洗澡时间应控制在15～20分钟为佳。

注意通风

洗澡时浴室温度较高，产生的蒸汽会使浴室内的空气逐渐减少，氧气供应相对不足，容易导致孕妈妈因缺氧而头晕。同时，受孕妈妈的影响，宫内胎宝宝也会出现缺氧、胎心率加快的现象，严重者还可导致胎宝宝的神经系统受到不良影响。另外，现在浴室内很多都使用浴霸，这样空气湿度会更大，更容易造成孕妈妈缺氧以致影响胎宝宝，因此，浴室要注意通风，最好安装良好的通风设备。

小贴士

1.洗完澡后，立即擦干头发及身体，将衣服穿好后再走出浴室，以免浴室内外温差太大而感冒着凉或引起子宫收缩。

2.沐浴乳、洗发水、香皂等浴室小用品，用完后一定要随手放在固定妥当的置物架里，以免到处散落造成使用不便，甚至将自己绊倒。

自我监测体重、胎动

自我监测体重

孕妈妈的体重也可间接反映胎宝宝的生长发育状况，孕妈妈体重每周约增加500克（怀孕2周以后），一般可每周测量一次。如数周体重不增加，表示胎宝宝生长缓慢；如体重增加过快则可能孕妈妈发生了水肿，或因食量过大，身体迅速肥胖。

自我监测胎动

胎动计数的方法：从怀孕7个月（孕28周）至临产为止，由孕妈妈自己数胎动的次数。每日早、中、晚各记胎动次数1次，每次记1小时。将早、中、晚3次记录的胎动次数相加，再乘以4，就等于12小时的胎动次数。正常情况下，孕妈妈每小时仅能感受到3~5次胎动。

小贴士

1.孕妈妈如发现体重不增加或增加过快，均应寻找和确定原因，采取相应措施。

2.胎动次数在12小时内一般为30次，这说明胎宝宝在子宫内的情况良好。如果次数为20次或12小时内的胎动次数比原来减少50%，说明胎宝宝在宫内有缺氧等现象，应立即就诊，不能等待胎动消失才到医院检查。

职场孕妈妈不宜久坐

很多孕妈妈是职场女性，因此在孕期也坚持上班，虽然辛苦，但是闷在家才是孕期禁忌。在孕期适当地工作有益于胎宝宝的健康，也利于缓解孕期压力。但是在办公室上班的孕妈妈们要注意，孕期不宜久坐，久坐有损胎宝宝健康。

怀孕期间因子宫膨大及荷尔蒙的改变而容易腰酸背痛，如果再加上长时间维持同一姿势，将使腰酸背痛的症状加剧。另外，

小贴士

孕妈妈长时间保持同一个姿势，可能会有不适产生，腰酸背痛、水肿极为常见。需要久坐的上班族，建议每隔一段时间离开座位起来活动活动筋骨。

久坐也容易引起水肿。孕妈妈除了多站起活动外，平常可穿弹性袜，回到家中将脚部垫高，让足部静脉回流顺畅，可减缓症状。

学会分辨真假宫缩

到了孕晚期，准备顺产的孕妈妈比较紧张，一有风吹草动就恨不得马上到医院去，其实，孕妈妈不必担心，临产的信号也有真伪，只要你能分辨清楚，就没那么紧张了。

假性宫缩的特点

到了孕晚期，许多孕妈妈都会有宫缩的感觉，一般都是假性宫缩，这种宫缩是不觉得疼痛的，也叫无效宫缩或者生理性宫缩。

假性宫缩的频率不规则，间歇时间较长，一天仅3~5次。在强度上，用食指按下去觉得有点儿胀，但是子宫宫底的硬度没那么硬，子宫比较放松，比较软。这种宫缩偶尔会有，很快就过，持续时间一般不会超过20秒。

真性宫缩的特点

临产的宫缩一般20分钟有4次。伴随着宫颈口打开，胎先露下降，我们判断就是临产。另外，临产的真性宫缩通常伴有"见红"，阴道分泌物增多。

如何判断真假宫缩

判断是不是真性宫缩，实际上要观察有没有产程进展，伴随着产程进展的宫缩是真性宫缩，不伴随产程进展的宫缩就是假性宫缩。

小贴士

　　1.如果宫缩两三个小时后，伴随着产程进展，宫缩频度越来越密，强度越来越强，宫颈口会打开，胎先露会下降，就是真性宫缩。

　　2.孕妈妈如果因宫缩疼痛而无法休息，医生可以给她用一些镇静剂。如果打了镇静剂产妇能够充分休息，通常是假性宫缩。如果用了镇静剂都难以入睡，那很有可能是真性宫缩。

和家人一起准备好婴儿用品

　　宝宝要出生了，孕妈妈要和家人一起为即将到来的新家庭成员准备好他（她）的用品：

　　奶瓶2个：1大（240毫升），1小（150毫升），微波炉适用的，广口的玻璃瓶易清洁。

　　奶嘴5个：小号、十字开口。

　　奶瓶刷子1个。

　　洗澡盆1个。

　　消毒锅1个：大号，可用消毒碗柜代替。

　　奶瓶保温袋1个：外出时用于保温。

　　暖奶器（1个）：双桶。

　　洗脸盆2个。

　　洗澡用的天然海绵。

　　大毛巾2条：擦身用。

　　小毛巾10块：洗屁屁用（70厘米×35厘米），擦小嘴用（20厘米×15厘米），纱布毛巾很好。

　　水温计1个：必备。

粉扑盒1个：必备。

衣服（3套）：和尚袍中号、长袖（可以买大点儿）。

裤子（3条）：中号、长裤，头两个月不用穿裤子，可用尿不湿代替。

婴儿袜子（3双）。

帽子（2个）。

防抓手套（2对）。

护脐带（3条）。

口水巾（5条），小号3个，中号2个。

布尿片（中号2包）：中号，白天用（或自制20～40条）。

小床（1张）：木质，无漆，可固定。

小被子（2条）。

垫被（2条）。

体温计：必备，医院会给的。

睡袋（1套）。

包被（2条）：可根据天气购买夏天或冬天用的。

婴儿专用指甲钳。

枕头（1个）：高约3厘米，填充物柔软透气（头3个月不用枕头）。

小玩具（若干）：鲜艳、会发声、可悬挂。

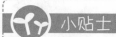 小贴士

如果不用暖奶器，应用40℃左右的水热奶，不要用微波炉或沸水，免得破坏营养成分。

奶粉：1个月4听（1000克／听）。

奶瓶清洁液：必备。

婴儿洗衣液：初生宝宝皮肤细嫩，不能用成人的洗衣粉

洗衣。

洗发水、沐浴露：初生宝宝3～5天用一次即可。夏天生的宝宝还可以用金银花煮水洗，可以防止生痱子。

润肤露：买婴儿专用的。

爽身粉：必备。

护臀膏：会用到，不过用得很少。

润肤油：每天给宝宝做抚触的时候必备品。

纸尿裤：晚上用，头2个月用小号的。

隔尿纸巾：一次性的。

退热贴：常备品。

棉签、脱脂棉花、75%的消毒酒精等。

超过预产期应住院待产

一旦确诊怀孕，便可推算孩子的出生时间，也就是预产期，大约75%的孕妈妈会在预产期前2周到后2周内分娩，所以说在怀孕37～42周间分娩，均属足月。

超过预产期2周或2两周以上仍未临产者，称为"过期妊娠"。这时孕妈妈仍要按时进行产前检查，由医生仔细核对预产期，如果确定已超过一周，则应按照医生的要求及时住院，保证在妊娠42周前顺利分娩。

小贴士

为了不让自己在分娩前的2周内，等待宝宝出生而过度焦虑，最好在日历上把预产期延后1周。那样，当宝宝"提前"降临时，你会感到非常高兴。当然这中间也要做好充分的准备，因为宝宝随时可能会降临。

警惕腹痛

孕晚期腹痛有生理性腹痛和病理性腹痛，生理性腹痛主要由子宫增大压迫肋骨、假临产宫缩、胎动所致，这都属于正常现象，不必太在意。病理性腹痛由胎盘早剥、子宫先兆破裂所致，孕妈妈一定要及时就医。

胎盘早剥

胎盘早剥多发生在孕晚期，孕妈妈可能有妊娠高血压综合征、慢性高血压病、腹部外伤。其典型症状是：下腹部持续发紧不放松，或腹部阵痛不一定有阴道流血。腹痛的程度受早剥面积的大小、血量多少以及子宫内部压力的高低和子宫肌层是否破损等综合因素的影响，严重者腹痛难忍、腹部变硬、胎动消失甚至休克等。

子宫先兆破裂

子宫破裂是指在孕晚期或分娩过程中子宫体部或子宫下段发生的破裂，是直接威胁产妇及胎宝宝生命的产科并发症。

 小贴士

1.在孕晚期，患有高血压的孕妈妈或腹部受到外伤时，应及时到医院就诊，以防出现意外。

2.子宫破裂会因出血量大，而造成孕妈妈及胎宝宝双双发生休克、缺氧及死亡，千万不可轻视。

3.由于子宫破裂的再发率很高，所以，对曾发生过子宫破裂的病人建议实施结扎，以避免再次怀孕的可能。

子宫破裂常发生于瞬间，之前产妇感觉下腹持续剧痛，极度不安，面色潮红、呼吸急促，此时为先兆子宫破裂；子宫破裂瞬间撕裂样剧痛，破裂后子宫收缩停止，疼痛可缓解，随着血液、羊水、胎宝宝进入腹腔，腹痛又呈持续性加重，孕妈妈呼吸急促、面色苍白、脉搏细数，血压下降陷于休克状态。

警惕先兆子痫

先兆子痫是一种较为复杂的疾病，也叫子痫前期，会影响5%~8%的孕妇。如果孕妈妈在怀孕前就有高血压，那么患先兆子痫的可能性会更大。

先兆子痫孕妇生活准则

卧床休息：以左侧卧为宜。

控制饮食：避免吃太咸的食物，如腌制品、罐头食品。

自行监测血压：建议每天早晚各量一次血压，以了解血压的变化，有异常应立即就医。

维持高蛋白饮食：每天摄取80克~90克蛋白质，补充尿中流失的蛋白质。

药物治疗：症状严重者需住院，并以药物降血压，并监控用药后的状况。

保持情绪稳定：多休息，保持心情愉快，以减轻身体的负担。

小贴士

1.先兆子痫患者是日后发生心脑血管疾病的高危人群，尤其是早发型和（或）重度先兆子痫患者，晚年发生高血压、缺血性心脏病、静脉血栓栓塞和相关疾病造成死亡的风险增加。

2.妊娠先兆子痫再次复发风险很大，建议有这种病的女性不要再怀孕。

腰背疼痛为什么会加重

在怀孕8个月后，部分孕妈妈常会感到腰背痛，这主要有以下两个原因。

子宫增大

随着孕期的进展，子宫加大，因为子宫是向前增大的，而孕妈妈为了保持身体的平衡，在站立和行走时常常头和肩向后，腹部往前凸，双腿分开，上身后仰，这就使得背部及腰部的肌肉常处在紧张的状态。

韧带松弛

孕期脊柱、骨关节的韧带松弛，增大的子宫对腰背部神经的压迫，也会导致腰背疼痛。

小贴士

1.为了预防和减轻腰背疼痛，提醒孕妈妈们要重视孕期检查，孕早期应当坚持散步或做相应的运动，加强体育锻炼，经常进行适宜的伸展大腿运动，增强腰背部的柔韧度。

2.长时间保持某一姿势会加重腰背疼痛，孕妈妈可以采取比较舒适的位置，使背部肌肉放松。如半躺、将双腿架高一点儿，使血液回流舒畅，以减轻下肢的水肿。

3.腰背部受凉也会加重疼痛，孕妈妈平时要注意保暖。

胎动异常是什么原因

异常胎动表明胎宝宝出现了问题，要及时到医院就诊，而引起胎动异常的原因主要包括以下两个。

胎盘脱离

一般情况下，胎宝宝在孕妈妈的子宫里有羊水保护，不易受到外力的撞击，即使有轻微的撞击也不会受到伤害。而孕妈妈一旦受到外力的强烈撞击，就会影响胎宝宝，胎宝宝的胎动可能会突然加快，甚至会造成早产、流产等情况。

脐带绕颈

如果脐带过长，就容易缠绕到胎宝宝的颈部或身体。一旦出现脐带缠绕或打结的情况，就会使血液无法流通，导致胎宝宝因缺氧而窒息的现象，开始表现为胎动急促，经过一段时间后又突然停止，这时必须立即就医。

孕晚期阴道流血怎么办

孕晚期阴道出血常常是由胎盘早剥、胎盘前置、前置血管破裂所致。

胎盘早剥

胎盘早剥多见于以下几种情况的孕妈妈：妊娠高血压疾病或者是羊水过多、有胎膜早破宫内感染的情况、曾经受过外伤。孕晚期出现阴道流血最好及时到医院诊治。

前置胎盘

前置胎盘多见于生过孩子或者做人流次数比较多以及有宫内操作史的产妇。目前临床上前置胎盘的发生率越来越多，表现为阴道无痛性流血，产妇出现休克，绝大部分产妇可以表现为少量阴道流血。如果有不明原因的阴道流血，要立即就医，尤其是出血量超过月经量时更要及时去医院。

前置血管破裂

前置血管破裂很少见，一旦出现阴道流血损失的是胎宝宝的血，可能流血一两个小时胎宝宝就会死在宫内。

孕妈妈超重有哪些危害

孕期体重增加超过15千克者为体重显著增加，体重超重的孕妈妈在孕期和分娩期应加倍小心，因为可能发生以下问题。

易患妊娠期糖尿病

怀孕到六七个月，经糖筛查试验和糖耐量试验，被诊断为妊娠期糖尿病的孕妈妈越来越多。其中一个重要原因就是孕期体重增长得过多、过快。臃肿的身躯势必需要胰岛细胞分泌更多的胰岛素，以维持体内糖、脂肪和蛋白质三大营养物质的代谢和贮存。胎宝宝长，孕妈妈也长，小小的胰岛便不堪重负，于是糖尿病随之而来。

易患妊娠期高血压

妊娠期高血压是最常见的妊娠并发症，是威胁母婴健康的大问题。研究显示，患有妊娠期高血压的孕妈妈，孕期体重增长率往往高于血压正常的孕妈妈，可见孕期体重增长过多、过快是导致妊娠期高血压的重要原因之一。

加大分娩风险

由于体内脂肪蓄积，产道阻力增大，自然分娩时造成组织弹性减弱，因此容易出现宫缩乏力、大出血及新生儿窒息等。如果肥胖的孕妈妈选择剖宫产，由于腹壁脂肪充盈，手术视野相对狭窄，胎宝宝取出困难。

影响胎儿发育

孕妈妈超重引发的高血压，会使怀孕和分娩的情况复杂化，与此同时，对胎宝宝的发育也没有好处。高血压会引起水潴留，水进入孕妈妈身体的组织引起水肿，会进一步压迫血管，使静脉血液回流更加困难，可能引起静脉曲张，甚至患静脉炎，影响胎宝宝营养的摄入。

肥胖孕妈妈血液中糖分的增高会使胎盘的动脉硬化，妨碍血液的流通，致使胎宝宝得不到足够的养料，出现胎宝宝窘迫或发育迟缓，可能出现低体重新生儿。

相反，如果胎宝宝吸收的糖分过多，就可能会生出"巨婴"。这会给孕妇的分娩带来很大的麻烦。

易产下巨大儿

孕期体重过重，则容易出现巨大儿。

小贴士

1.肥胖孕妈妈因为脂肪组织厚、伤口张力大，可能发生脂肪液化等，肥胖产妇的伤口愈合也较难。太胖的孕妈妈脊柱结构很难摸清，麻醉医生只能凭经验，依靠颈椎定位和穿刺时的手感来操作，风险无疑增大。

2.孕期体重过重，妊娠糖尿病的发生率较正常孕妈妈增加1.5～20倍。妊娠高血压疾病的发生率增加2～21倍。因此，为了自己和宝宝的健康，孕妈妈一定要控制好体重。

3.新生儿体重过轻或是过重，这两个极端都会给孩子今后的成长带来不良的影响，孕妈妈要注意控制好。

如何通过饮食控制妊娠期血糖

控制血糖水平的一个方法是坚持一套特定的饮食计划。妊娠期糖尿病病人在饮食上要坚持以下4个原则。

选择血糖指数低的食物

进食同样分量的食物，血糖指数低的食物更有助于控制餐后血糖。建议每天至少1餐选用低、中血糖指数的主食，如早餐可吃荞麦面等；午餐或晚餐选择混合米或菜肉饺子等。

增加主食中的蛋白质

在日常饮食中，可以适当增加主食的蛋白质，患妊娠期糖尿病的孕妈妈可选择血糖指数较低的主食，少食用血糖指数高的主食，进餐可搭配膳食纤维丰富的副食，如各种蔬菜、海藻类（如海带、紫菜）。

严格控制食量

妊娠期糖尿病和很多因素相关，如遗传、运动、饮食等，并不是和吃糖直接有关，而是和热量过剩有关，不管是主食还是水果或者零食，吃得过多都可能导致热量过剩，进而影响血糖。

选择正确的烹调方法

食物的制作烹调方式是影响血糖指数的重要因素之一，应避免不正确的烹调方式，使食物的血糖指数升高。烹调时应注意以下几点。

加工不要过于精细；煮菜尽量急火快煮；除特殊需要外，谷类食物不要加太多水和加热时间过长，因为这样会使食物糊化程度高，血糖指数也随之升高。

1.患妊娠期糖尿病的孕妈妈应该找一位专门的营养师或医生，根据自己的体重、身高、体力活动、胎儿需求、葡萄糖耐量水平以及饮食偏好，专门制订一套饮食、运动方案。

2.如果饮食上的改变不足以让妊娠糖尿病孕妈妈的血糖水平保持在健康的范围内，那就需要遵医嘱使用胰岛素。

3.妊娠期糖尿病患者一定要严格控制食量，一般不主张吃添加了蔗糖、葡萄糖、麦芽糖等的果脯、饮料、饼干、糕点、雪糕等。

4.妊娠期糖尿病患者吃水果应选择含糖较少且血糖指数低的水果，宜在两餐之间吃，如果吃了水果则应相应减少主食类食物。

5.烹饪食物时适当增加酸度也可降低食物血糖指数，比如烹调时加点儿醋或柠檬汁。

6.妊娠期糖尿病患者在控制饮食的同时，还应结合适当的运动。一般可在餐后1小时后进行散步、做操等较为轻松缓和的活动，避免剧烈运动，运动持续的时间不宜过长，一般20~30分钟。

乙肝孕妈妈应早干预

孕妈妈如果是乙肝病毒携带者，生育时有可能将病毒传给宝宝，而且感染率很高，最高可达90%。对乙肝病毒的传播常规预防手段是婴儿出生后注射乙肝疫苗，但这种方法只能阻断乙肝病毒母婴传播的70%，而对宫内感染乙肝病毒的新生儿无效。如果实施产前产后主被动联合免疫进行全程干预，能使乙肝病毒的母婴传播阻断率增至90%以上，婴儿乙肝病毒宫内感染率可由原来的14.7%下降至5.7%，

产前干预能有效地阻断新生儿乙肝病毒的宫内感染，因此，乙肝妈妈应早干预，不要等宝宝出生后再采取保护措施。

这是目前最好的免疫保护措施。

如何预防早产

正常怀孕周期是40周，满37周就算足月。怀孕满28周，不足37周就分娩称为早产，这段时间出生的婴儿称为早产儿。

早产儿在出生1个月内的死亡率可高达15%，出生的月份越小，胎宝宝成活的概率就越低，因此，一定要预防早产的发生。

消除早产因素

对于孕期各种可能导致早产的危险因素，应积极治疗，预防早产的发生。

进行子宫口环扎手术

对于宫口松弛的患者应在怀孕14～18周时，进行子宫口环扎手术。

卧床休息、保胎治疗

通过卧床休息和保胎药物的治疗，尽量延长怀孕的时间，为胎宝宝争取一个最好的结局。当无法避免早产时，要对小于34周的胎宝宝进行促肺成熟的治疗，以避免发生严重威胁婴儿生命的新生儿呼吸窘迫综合征。

小贴士

1.如果孕妈妈出现早产先兆，应前往有新生儿加强监测病房的医院分娩。

2.如果孕妈妈出现早产先兆，如腰疼、肚子疼、阴道分泌物增多、阴道流水样分泌物等，都要及时就诊，尽早开始保胎治疗，治疗时间越早，治疗效果就越好。

3.有早产史的孕妈妈在前次早产孕周前后应充分休息，监测有无早产的征象。

过期妊娠有哪些危害

孕前月经周期正常的孕妈妈，过了预产期2周以上还不分娩就是过期妊娠，其发生率占妊娠总数的5%~12%。过期妊娠有4大危害。

易发生新生儿窒息，甚至宫内死亡

胎盘是有一定寿命的，预产期过后约2周，胎盘的功能开始减退，造成输氧不足，使胎宝宝经常处于缺氧状态。胎宝宝越成熟，对缺氧的耐受能力越差，因此缺氧会让胎宝宝胎心音变得慢而不规则，出现呼吸窘迫，发生窒息，甚至在子宫内死亡。

增加吸入胎便的危险

过期妊娠如果羊水减少，会使羊水内含有大量的胎便，呈黄色黏稠状。如果胎宝宝在分娩时吸入了混有胎便的羊水，出生时容易出现吸入性肺炎。

容易产生巨婴

如果胎盘功能尚正常，孕妈妈体内的营养和氧气能通过胎盘供给胎宝宝，那么胎宝宝的生长发育不受影响，宝宝出生后就容易成为巨大儿，体重超过4000克以上，其特点为皮下脂肪比较丰满，毛发浓密，颅骨变硬，精神反应也较灵活。但是这种巨大儿出生时经常使得产程延长，增加胎宝宝窘迫、难产与剖宫产的概率，若勉强经由阴道生产，易并发难产、产道严重裂伤等问题。

宝宝像小老人

过期妊娠时，如果孕妈妈胎盘功能不好，氧气和营养通过胎盘受到阻碍，供给宝宝的量不足，宝宝容易表现为皮下脂肪消失、皮肤干燥多皱、

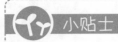
表皮脱落、指甲长、毛发多、出生体重轻、营养不良、四肢又瘦又长、胎脂消失、外貌似老人。同时，这种胎宝宝临产时对宫缩的耐受力差，易出现胎心变慢、宫内窘迫，需阴道助产或剖宫产。

出现哪些情况应立刻去医院

当出现以下分娩信号时，孕妈妈应做好去医院的准备。

有规律的痉挛或背痛

随着分娩的临近，子宫的收缩会加剧。由于子宫颈的张开和胎宝宝自生殖道产出，疼是必然的。这种现象只是发生在分娩开始时，因此一旦出现，应马上去医院。

羊水破裂

羊水在怀孕期间能保护胎宝宝免受外界刺激，在分娩时起类似润滑剂的作用。如果羊水提前破裂，容易引起危险，这时不要慌张，立即去医院。

阴道出血

孕晚期如果只出血而无痛感可能是发生了胎盘前置。如果胎盘前置，在子宫颈附近，或者盖住子宫颈，就会挡住胎宝宝的出口，由于胎盘遮住宫颈的位置和状态不同，出血量也有所不同，不过，即使出血量少，也要立即去医院。

胎动停止

如果腹部突然变硬、胎动停止则说明胎宝宝有危险，因此，胎动突然停止或腹部的状况与平时不一样时，<u>应立即去医院</u>。

为何易患坐骨神经痛

坐骨神经痛一般出现在孕晚期，那么，是什么原因导致孕晚期坐骨神经痛呢？

胎宝宝的增大带给孕妈妈背部的压力

到了孕晚期，胎宝宝的重量会给孕妈妈的背部增加压力，并且挤压坐骨神经，从而会导致在腰部以下到腿的位置产生强烈的刺痛。

妊娠期水肿

由于子宫压迫下腔静脉后，使得静脉回流不畅，水分不容易回流到心脏并代谢出来，所以会引起下肢凹陷性水肿，如背部、小腿部、足部等，这就容易压迫坐骨神经，导致疼痛症状的产生。

05

分　娩

　　经过40周漫长而激动的等待，终于要见到期盼已久的小宝宝了。分娩给所有的母亲带来幸福和喜悦，同时也需要母亲忍受身体上的痛苦和心理上的煎熬。只有掌握了有关分娩的正确知识，才会在某种程度上减轻心理负担，缓解身体不适。

　　分娩以后，产妇面临生殖系统、泌尿系统、消化系统以及精神状态的恢复，这关系到女性一生的健康，因而做好产后护理、保障母婴健康至关重要。

分娩前积极准备

做好迎接宝宝的心理准备

眼看宝宝就要出生了，孕妈妈除了做好物质准备，给宝宝买好尿布、奶瓶、小衣服等一大堆东西，还要做好一定的心理准备。

想到带孩子的艰辛

在喜悦的同时也要想到艰辛。孩子的到来会影响小家庭的全部节奏，让夫妻二人手忙脚乱。在头3年，必须花费许多时间和精力来照顾他的吃、喝、拉、撒、玩，甚至生病等问题。

树立起教育好孩子的信心

许多年轻夫妻对自己教育孩子的能力没有信心，面对孩子的哭闹时无所适从。其实，年轻父母只要肯学习，阅读育儿书刊，参加家长学校，接受科学育儿指导，并乐于实践、善于总结，就一定能够教育好孩子。

好好想想怎样去爱孩子

孩子3岁以前，爸爸妈妈的爱是孩子发展不可或缺的精神营养，但不能过"浓"，否则会变成不理智的爱。

做好善待"不合期望"孩子的准备

许多父母得到一个身体不太健壮，或长得不太漂亮，或与自己期望的性别不一致的孩子时情绪有很大的波动，假如在分娩前有思想准备，就不会有这种现象了，因为他是夫妻二人的爱情结晶，他需要父母的爱。

练习分娩辅助动作

　　自然分娩有3个产程，不同的产程辅助动作也不同。

　　第一产程：以腹式深呼吸为主，必要时再加上按摩、压迫法等。从第一产程结束开始，为缓和收缩刺激，可并用侧卧的方式轻轻用力。

　　第二产程：前半段以侧卧式用力法为主，在看得见胎头时，则以仰卧抱起双腿的用力法为主。胎宝宝的头部出来后，再依助产士的指示改短促呼吸。

　　第三产程：胎盘娩出时，要遵照助产士的指示轻轻地用力。

与产前焦虑说再见

　　宝宝要出生了，好多孕妈妈开始忧虑了："准备生了，好害怕生不出来啊！""会不会很痛啊？""生出不健康的宝宝怎么办？"越临近预产期，这种焦虑心理越严重。如何缓解产前焦虑呢？

自我调节

纠正对分娩的不正确认识：生育能力是女性与生俱来的能力，分娩也是正常的生理现象，绝大多数女性都能顺利自然地完成，即使存在些胎位不正、骨盆狭窄等问题，先进的医疗技术也能顺利地采取剖宫产的方式将婴儿取出，最大限度地保证母婴安全，孕妈妈大可不必过于担心。

学习分娩知识：通过学习增加对身体的了解，增强生育健康宝宝的自信心。

积极治疗并发症：有产前并发症的孕妈妈应积极治疗并发症，与医生保持密切关系，有问题时及时请教，保持良好情绪。

讨教经验：多看看亲子类的网站和论坛，和一些妈妈们交流一下，讨教一些经验。

做一些有利健康的活动：临产前做一些有利健康的活动，如编织、绘画、唱歌、散步等，不要闭门在家整日躺在床上把注意力集中到对分娩的担忧上。

家人帮助

丈夫多关心体贴妻子：在妊娠最后阶段，孕妈妈常表现为心理依赖性强，希望寻求保护，引起他人重视。这并非娇气，而是一种正常的心理反应。此时丈夫要理解妻子情绪上的波动，耐心倾听妻子诉说，给予妻子精神上的鼓励和安慰，打消其心中的顾虑，特别是在孩子的性别上不要给妻子施加压力。

长辈现身说法：孕妈妈的母亲、婆婆最好也能现身说法，让孕妈妈了解分娩的全过程，做到心中有数。

分娩前该做哪些物质准备

十月怀胎，历经艰辛，当腹中的宝宝即将来到你的眼前时，你为宝宝到来做好物质准备了吗？

入院物品的准备

入院所需物品，怀孕期间要陆续准备好。临近预产期将其归在一起，放在家人知道的地方，以免临时匆忙慌乱。这些物品包括入院分娩所需证件和单据，如产妇医疗证、孕产期健康手册或病历、各项化验单、特殊检查报告单等。

产妇用品的准备

需要准备的产妇用品主要包括：盥洗用具、前开扣的换洗衣物、棉质内衣内裤、加长加宽的卫生巾、卫生纸、梳子、乳液、拖鞋、保温杯和保暖的衣物等。

婴儿用品的准备

根据季节为宝宝准备宽松易穿的纯棉质婴儿服、包被、小毛毯或被子、棉质尿布或纸尿裤、婴儿专用的洗浴用品如小毛巾、大浴巾、淋浴油、爽身粉等。

小贴士

1.最好准备一个水温计，给宝宝洗澡用。因为大人手部的皮肤比宝宝厚得多，大人认为合适的水温宝宝可能会不认可。

2.最好准备一些纱布，给宝宝清洁口腔用。

3.准备好给宝宝大小便后清洁用的湿纸巾。

认真观察产前先兆

虽然预产期可以确定，但真正分娩的日期不能确定，可能提前几天，也可能会推后几天，因此孕妈妈要认真观察临产前症状。

子宫不规律收缩

从怀孕8个月开始，孕妇在站立、坐着、行走时都会感到腹部一阵一阵发紧、变硬，可表现为腰痛或腹痛——这是子宫收缩的表现。宫缩的间隔在十几分钟至两小时，多在夜间出现，临产前宫缩变成每隔2～3分钟1次，每次持续30～40秒。

宫底降低

在正式分娩前2周左右，孕妈妈会出现子宫底下降的现象，此时胎动比以前减少，可出现下腹坠胀、腰酸腿痛以及阴道分泌物增加等症状，这表明胎宝宝的头已经降入骨盆。

尿频

孕晚期胎宝宝的头部伸入骨盆内，对子宫附近的膀胱和直肠产生压迫，一有尿就想排出，但到了厕所又排不出来或只排一点点，过一会儿，又有尿意。

了解分娩过程

分娩全过程是从规律宫缩开始至胎宝宝胎盘娩出为止，一般分为第一产程、第二产程、第三产程3个阶段。

第一产程

这一阶段最为漫长，出现规律性的腹部阵痛，随着子宫颈口的开大，疼痛的时间越来越长，而间歇的时间越来越短。宫缩越紧，间隔时间越短，子宫颈口则开得越快。

子宫颈口开始张大时，子宫颈壁同时变薄，子宫内口附近，包住胎宝宝的胎膜会从子宫壁剥离，此时会有少量出血，即"见红"。随着时间的流逝，阵痛越来越剧烈，卵膜会破裂，羊水流出即"破水"。

第二产程

第二产程从子宫颈口全开（为10厘米）到宝宝诞生为止。此时随着子宫收缩的加强，宫口全开，胎头先露部分开始下降至骨盆，随着产程进展，宫缩加强，迫使胎宝宝从母体中娩出。

第三产程

第三产程是指胎宝宝出生到胎盘排出阴道这个阶段。宝宝娩出后，子宫会因为收缩而变得又小又硬，5～30分钟后，胎盘会剥离娩出，没有剧烈的疼痛，只要轻轻用力，就可顺利结束。

小贴士

1.由于子宫颈口张开缓慢，在分娩过程中，第一产程是最花时间的，第一次分娩的孕妇一般需要8～12小时。

2.胎盘娩出时也会出血，但只是少量的出血，无须担心。

3.如果分娩过程不顺利，医生可能考虑将会阴切开等，分娩结束后还需进行缝合及消毒，所以产妇还需忍耐一下。

4.分娩会消耗体力，因此分娩后产妇应多休息。

分娩期饮食安排原则

第一产程饮食原则：少量多餐，易消化

第一产程持续时间较长，由于阵痛，产妇睡眠、休息和饮食均受影响，精力、体力消耗较大。为保证有足够的精力完成分娩的全过程，产妇应在医生允许的情况下少量多餐。为便于产妇尽快消化、吸收，应选择食用高碳水化合物的食品，如米粥、蛋糕、饼干、面条等，不宜食用含油脂和蛋白质较多、在胃内停留时间长、难以消化又会引起恶心、呕吐的食

 小贴士

1.第二、第三产程中，若产妇不愿摄食，就不要勉强，以免导致呕吐。

2.如果产程延长，也可静脉输入葡萄糖，以免脱水发生虚脱。

物，如煎炸食物、鱼、肉类等。

第二、第三产程饮食原则：流食

随着子宫收缩紧张，接近第二产程时可供给果汁、甜藕粉、糖水等流食。第二、第三产程较短，多数产妇不愿进食。如愿摄食可提供糖水、果汁等。

应该选择剖宫产的情况

自然分娩对于婴儿来说当然好，但是难产的现象在我们生活中也并不少见，如果难产会对妈妈和宝宝产生很大的危险，那么就必须选择剖宫产了。以下几种情况易造成难产，故要选择剖宫产。

1.阴道、软产道、盆腔、宫颈有特殊病变或畸形者。

2.骨盆明显狭小或畸形，骨盆腔肿瘤阻碍产道时。

3.胎宝宝在宫内缺氧：胎宝宝缺氧随时可能窒息而死，应立即采取剖宫产。

4.胎位严重不正：胎宝宝在孕妈妈子宫的姿势与正常生产时头下脚上的姿势有明显不同或者相反的，通过一些常见的方法无法矫正胎位时，可以采用剖宫产。

5.胎宝宝过大：胎宝宝很大，而孕妈妈的阴道相对狭窄，如果勉强自然分娩，有可能造成产道严重损伤，还可能导致难产，可以选择剖宫产。

6.严重疤痕子宫者。

7.孕妈妈以前因子宫颈闭锁不全而接受永久性缝合手术者。

8.孕妈妈以往的孕育史中有2次以上胎死腹中或婴儿死亡和不良产科病史。

9.先兆子宫破裂。

10.产前出血，如胎盘早剥、前置胎盘。

11.高龄初产妈妈。

12.孕妈妈曾有过骨盆骨折或罹患小儿麻痹，其骨盆会变形而变狭窄，需剖宫产。

13.孕妈妈生殖道受感染者。

14.妊娠并发症病情严重者，如妊娠合并严重心脏病、糖尿病、肾病等。

15.孕妈妈以前做过子宫的手术如剖宫产、子宫肌瘤切除手术、子宫切开术或子宫成形术，自然分娩时，阵痛可能会使子宫刀疤处裂开，造成生命危险，这种情况剖宫产较安全。

小贴士

1.现在医疗技术较高，产妇通常会凭一己之见选择剖宫产，这是不理智的。

2.剖宫产子宫上会留有疤痕，若再次怀孕分娩，可能会存在子宫疤痕破裂的危险。最好隔2年后再怀孕，分娩时最好去大医院分娩。

3.剖宫产可以让孕妈妈更加安全地分娩，可以让胎宝宝更加安全地诞生，但也更容易导致产后母乳的缺乏，不利于母乳喂养，对孩子的生长发育有影响，因此，尽量选择自然分娩。

自然分娩有哪些好处

胎宝宝发育正常，孕妈妈骨盆也正常，身体状况良好，靠子宫阵发的有力节律收缩将胎宝宝推出体外，这便是自然分娩。自然分娩是最理想的分娩方式，因为它是一种正常的生理现象，对孕妈妈和胎宝宝不仅没有太大的损伤，而且还好处多多。

从分娩过程看，自然分娩有以下几个好处。

对胎宝宝大脑产生有益刺激

经阴道分娩时，胎宝宝头部虽然受到阴道的挤压可能会拉长变形，但这是一种适应性变化，出生后1～2天即可恢复，不会损伤大脑，相反还是对大脑的一种有益刺激。

增强宝宝机体抵抗力

在经阴道自然分娩过程中，胎宝宝有一种类似于"获能"的过程，能从母体获得一种免疫球蛋白，使胎宝宝出生后机体抵抗力增强，不易患传染性疾病。

产后并发症少，体力恢复快

临床证实：产妇自然分娩的产后感染、大出血等并发症较少，产后体力恢复很快。

有利于母乳喂养

自然分娩的产妇下奶快，母乳喂养的成功率高。

有利于胎宝宝娩出后呼吸循环的建立

胎宝宝经阴道自然分娩，子宫有节奏地使胎宝宝胸部受到压缩和扩张，使出生后婴儿的肺泡富有弹性，容易扩张。当胎宝宝经过阴道时胸部受压，娩出后，胸腔突然扩大，有利于胎宝宝娩出后的呼吸循环建立。

小贴士

自然分娩对母体和婴儿都有好处，但自然分娩有困难时，施行剖宫产还是有必要的。

163

自然分娩的4要素是什么

自然分娩的4要素：产力、产道、胎儿、精神因素。

产力因素：指临产后子宫规律收缩的频度和强度，以及用腹压和肛提肌力量将胎儿娩出的力量。

产道因素：指骨产道（骨盆大小）和软产道（宫颈、阴道、会阴部）的情况。

胎儿因素：胎宝宝的位置、大小、先露的方位。

精神因素：分娩时产妇的信心与毅力。

小贴士

1.计划自然分娩的孕妈妈，孕37周以后，每2周做1次B超，了解胎宝宝大小和胎盘功能，每周做1次胎心监护，每天数胎动，胎动正常，说明宝宝安全。

2.女性的骨盆天生就是为生下宝宝而形成的构造，孕妈妈要对自己有信心。

无痛分娩真的一点儿也不痛吗

无痛分娩，医学上称之为"分娩镇痛"，是用各种方法使分娩时的疼痛减轻，甚至使之消失。

无痛分娩并不是完全不痛，不管用什么方法都很难做到绝对不痛。无痛分娩的无痛也只是相对的，因为分娩时用的麻醉剂用量很小，所以产妇仍然能感觉到宫缩的存在。无痛分娩只是设法让疼痛变轻一些、可以忍受而已。

丈夫陪产对分娩有好处吗

分娩对夫妻二人和未出世的宝宝来说都是人生的关键时刻，虽然分娩的生理过程完全由妻子一个人来承担，但如果能有丈夫的陪伴，得到丈夫的抚慰与呵护，更有助于分娩。

缩短产程，推动宝宝顺利产出

在产妇的整个产程中，第一产程所需的时间最长，从子宫开始规律宫缩到子宫颈口完全开全为止，初产妇平均需花费10~12小时。但时间长短是不等的，如果产妇过于紧张，会延长分娩的时间。此时如果丈夫在一旁抚慰，就如给了妻子一种力量，有助于推动宝宝尽快通过产道降临人世。

减轻产妇阵痛

妻子在阵痛时，如果丈夫能帮助按摩，可减轻阵痛的不适感并有助于妻子放松紧张的心情。特别是对腰背痛感到难以忍受的产妇，天不热时，在腰背部用热水袋热敷一下进行按摩更为有效。

加深夫妻感情

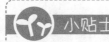

　　许多丈夫在陪伴妻子分娩之后，都十分钦佩妻子的勇气和毅力，看到妻子为宝宝的诞生付出巨大的努力和痛苦，更加疼爱自己的妻子，珍惜两人得之不易的爱情结晶。妻子在最困难的时候有丈夫陪伴在身边，两人共同经历这一人生特殊事件，内心会充满爱的力量。

双胎分娩要注意什么

　　怀了双胎的孕妈妈要注意分娩时易发生的一些情况。

预防流产与早产

　　双胎妊娠由于宫腔相对狭窄，胎盘血液循环障碍，其流产发生率较单胎妊娠高2～3倍，因此应加强孕期监护。若一胎发生死胎，另一胎仍可继续生长发育，死亡的胎宝宝将被吸收或挤压成纸样儿随正常胎宝宝娩出，不必担心害怕，更不要引产终止妊娠。

注意产前出血

　　双胎妊娠时容易发生前置胎盘。这是妊娠后期胎盘与子宫内膜剥离而造成的一种无痛性出血，所以有些孕妇在睡眠中大量流血而得不到救治。这种疾病一般是渐进性的，先是有少量出血，停止数天后再增加，最后大出血。故有少量出血史者，孕妈妈及丈夫要时刻注意，防止意外。

最好选择剖宫产

剖宫产是双胞胎出生最安全和最简便的方式，如为双头位可以自然分娩，但对第二个胎宝宝有造成忽略性横位的可能性。其他胎位最好不要试产。

产后保证足够的休息时间

一般产后应卧床休息3天左右，然后根据体质恢复情况，逐渐增加活动时间和活动量。

注意外阴卫生

怀双胎者产后阴道流血较多，因此更要注意外阴卫生，除应每天用温水洗涤1~2次外，要绝对禁止房事。

小贴士

1.怀双胎的孕妈妈在孕晚期要特别注意避免劳累，多卧床休息，这对减轻压迫症状，增加子宫的血流量，预防早产都有好处。

2.由于双胎导致子宫过度膨大，往往难以维持到足月而提前分娩。所以，有条件的双胎孕妈妈最好提前住院待产，以保证安全顺利分娩。

3.双胎怀孕时子宫被撑得过大，产后子宫复原较慢，新手妈妈可于分娩两周后开始胸膝卧位，以帮助子宫恢复原位和防止子宫后倾或脱垂。

做好产后护理

产后是否可以立即洗澡

产后不宜立即洗澡，以免造成伤口感染。一般顺产3天后可以洗浴，

1.产后必须坚持擦浴或淋浴，不能洗盆浴，以免盆浴带来细菌而引起生殖道感染。

2.浴后要立即擦干身体，穿好衣服，防止受凉。

剖宫产一般5天后可以洗浴，洗浴时间不宜过长，控制在10分钟内，每次洗完后注意用酒精消毒伤口。

会阴侧切后伤口的护理

有的孕妈妈在分娩时会进行会阴侧切术，在产后护理方面，则更需要有针对性的特殊护理。

保持会阴部清洁

会阴部因为分娩而自然撕裂，也会因为手术而切开，这些伤口的愈合一般都需要3~5天。因此，要特别注意会阴部的清洁，可以每天用温开水清洗2次，以防细菌滋生。

防止伤口裂开

会阴部一旦受力过大，很可能发生裂口变大的危险。因此，新手妈妈如果有便秘症状，切忌屏气用力导致会阴部裂开。在拆线后的2~3天里，不要做下蹲、用力动作。

新手妈妈上厕所时最好先收缩会阴部肌肉再坐在马桶上或下蹲；坐立时，先将身体重心偏向右侧，以减轻疼痛和减少伤口裂开的可能；行走时，要避免摔倒。需要提醒的是，新手妈妈大腿绝不能有外展的倾向，那样很容易使伤口裂开。

提防血肿

新手妈妈会阴部伤口内的瘀血如果不及时排出，很可能会引起血肿。

这种现象会影响伤口的愈合，还有可能使瘀血中携带的子宫内膜碎片不小心流到伤口里，从而形成子宫内膜异位症。

因此，产后初期，新手妈妈最好采取右侧卧位姿势，以防形成血肿。直到4～5天后，瘀血还是难以流出时，要采取左右轮换卧位姿势。

注意饮食

会阴侧切后1周内，最好以半流质食物为主，如牛奶、蛋汤、米汤、藕粉、稀粥等，以防大便干燥难以排出，从而影响伤口愈合。若发生便秘，可以多吃香蕉等有通便功效的水果。

小贴士

1.如果会阴侧切术后的1～2小时内，伤口持续疼痛，且疼痛感越来越强烈，新手妈妈最好尽快就医，便于及时处理。

2.为了保证身体的清洁，新手妈妈最好每隔几个小时更换一下卫生护垫。

3.伤口愈合前应避免吃鱼，因为鱼中含有大量的有机酸，对血小板有凝聚作用，阻碍伤口的愈合。

4.新手妈妈大小便之后都应该用水冲洗会阴，如同用卫生纸擦拭一般，要由前往后冲洗，以防细菌感染。

5.如厕、洗澡后，用面巾纸轻拍阴部，保持伤口的干燥与清洁。

6.产后1个月内，不要提举重物，也不要做任何耗费体力的家务和运动，以防伤口裂开。

剖宫产伤口的护理

剖宫产的产后基础护理比自然分娩的护理更烦琐，剖宫产妈妈应注意每一个细节。

少用止痛药物

剖宫产术后，麻醉药的作用逐渐消失，腹部伤口的痛觉开始恢复。一般在术后数小时，伤口开始剧烈疼痛。为了能够很好地休息，使身体尽快复原，可请医生在手术当天或当夜用一些止痛药物。此后，新手妈妈就要多忍耐一些，最好不要再使用药物止痛，以免影响肠蠕动功能的恢复。

术后应该多翻身

麻醉药物可抑制肠蠕动，新手妈妈容易引起不同程度的肠胀气而发生腹胀。因此，产后要多翻身，促进麻痹的肠肌蠕动功能尽快恢复，使肠道内的气体尽快排出。

采用半卧位睡姿

与自然分娩的新手妈妈相比，恢复得更慢，自然分娩的妈妈在产后24小时后就可起床活动，而剖宫产妈妈要3天后才可正式下床活动，因此易发生恶露不易排出的情况。若剖宫产妈妈采取半卧位，配合多翻身，则可促使恶露排出，避免恶露淤积在子宫腔内，引起感染而影响子宫复位。

尽早顺畅排尿

剖宫产妈妈在拔除尿管后，要多喝水，稍有尿意就要试着去解小便。注意排尿一定顺畅，如果一点点挤着尿就说明膀胱功能没恢复好，需要重新插尿管，锻炼膀胱功能之后就可以顺利排尿了。

忌食胀气食物

剖宫产术后约24小时，胃肠功能才会逐渐恢复，待胃肠功能恢复后，应该进食流食1天，如蛋汤、米汤，忌食牛奶、豆浆、大量蔗糖甜食等胀气食物。等肠道气体排通后，再改用半流质食物1~2天，如稀粥、汤面、馄饨等，然后再改吃普通食物。

保持阴部及腹部切口清洁

每天冲洗外阴1～2次，注意不要让脏水进入阴道；手术后要避免沾湿腹部的伤口，禁止全身的淋浴，而采用擦浴；伤口愈合前千万不要弄湿或弄脏，万一弄湿，一定要立即擦干。

尽早下床活动

只要体力允许，产后应该尽量早下床活动，并逐渐增加活动量。这样，不仅可增加肠蠕动的功能，促进子宫复位，而且还可避免发生肠粘连、血栓性静脉炎、下肢血栓。下床时先行侧卧，以手支撑身体起床，避免直接用腹部力量坐起。

小贴士

1.剖宫产术后的新手妈妈最好睡硬板床。

2.恶露未排干净之前一定要禁止盆浴。

3.如果伤口发生红、肿、热、痛，不可自己随意挤压敷贴，要及时就医，以免伤口感染延误治疗。

4.在咳嗽、笑、下床前，用手及束腹带固定伤口部位。

5.新手妈妈第一次排尿可能会稍有不适，要多喝水，多解小便，不适感慢慢就会消失。

正确认识产后恶露

从产后开始，新手妈妈的阴部便会不断排出难闻的液体，非常难受。对此妈妈们不必紧张，这就是"恶露"，是分娩后特有的一种生理现象。

因为产后的宫腔内还残留着一些孕期留下来的组织，我们称之为蜕膜。它在子宫腔内已没有什么作用。随着子宫内膜的修复，坏死的蜕膜、子宫血液和黏液混在一起经阴道而排出，于是形成了恶露。正常恶露分以下3种。

血性恶露

血性恶露又称红色恶露，含较多的血液、小血块、少量胎膜、胎脂及坏死蜕膜，有血腥味，色暗红，貌似月经，一般持续3～4天。

浆液性恶露

浆液性恶露中，血液成分减少，色淡红，有较多的坏死蜕膜、宫颈黏液、阴道排液及细菌，这便是浆液性恶露，一般持续1～2周。

白色恶露

白色恶露中含有大量白细胞、坏死退化的蜕膜组织、表皮细胞，因其黏稠、色泽较白故而得名，白色恶露持续1～2周。

小贴士

1.血性恶露增多，表明子宫收缩不好或子宫内有残存的胎盘组织，要立即处理。

2.恶露的颜色应该越来越淡，反之，则说明宫内有残存胎盘或胎膜组织，且发生感染或子宫收缩不好。

3.恶露的气味应该是从有腥味倒没有什么气味，若出现臭味，则说明宫内可能有感染。

产后尿潴留的原因与治疗

一般来说，自然分娩的产妇在产后4～6小时内就可以自己小便了，但如果在分娩6～8小时后仍然不能正常地将尿液排出，并且膀胱还有饱胀的感觉就是产后尿潴留。产后尿潴留包括部分性和完全性两种，前者是指仅能排出部分尿液，后者是指自己完全不能排尿。

产后尿潴留的原因

1.孕晚期子宫增大压迫膀胱，导致膀胱感觉及张力减弱，对尿量增加引起的压力改变不敏感。

2.分娩时外阴撕伤等原因导致产妇产后害怕疼痛不敢用力排尿，膀胱过度充盈而失去收缩力。

3.妊娠高血压综合征时使用的大量解痉药、镇静药降低膀胱肌张力及收缩功能。

4.产妇不习惯卧床排尿。

产后尿潴留的防治

安慰、鼓励：对因惧怕疼痛或怕会阴伤口裂开而不敢排尿者，应安慰开导和鼓励产妇，使其认识到排尿不会影响会阴切口且能促进子宫复原的好处，能防止产后出血，使患者在精神松弛情况下排尿，可以有效预防尿潴留的发生。

诱导排尿：诱导排尿的方法较多，下面主要介绍4种。

1.让产妇听着水流声而刺激排尿中枢，条件反射诱导排尿。

2.用热水袋放置下腹正中局部热敷，使肌肉放松，促进排尿。

3.顺产者可按摩小腹部，并逐渐加压，刺激膀胱收缩，促进排尿。

 小贴士

1.将手置于产妇下腹部膀胱膨隆处，轻轻按压膀胱协助排尿，压力由轻到重，直到有尿液排出，但用力不要太猛，以防损伤膀胱。

2.在留置尿管期间应督促产妇多饮水使尿量增加，同时用一些抗生素，以防感染。

4.热气熏蒸外阴，利用水蒸气刺激尿道周围的神经感受器官而促进排尿。

药物治疗：如果膀胱充盈明显，经上述方法不能排尿时可用药物刺激膀胱收缩，促进排尿。也可用开塞露纳肛，开塞露是一种通便剂，有润滑肠壁的作用，能刺激肠壁而引起排便反射，一般尿液会随大便排出。

导尿：在以上方法均无效时应在无菌操作下安置导尿管1～2天，并要定时夹放，促进膀胱功能恢复。

产后便秘的预防与治疗

产后由于胃肠功能减低，蠕动缓慢，肠内容物停留过久，水分被过度吸收而易形成便秘，因此，新妈妈要注意产后便秘的防治。

产后便秘预防

小贴士

1.切不可食用未完全熟透的香蕉，因为未完全熟透的香蕉会对肠道产生收敛作用，导致便秘加重。

2.不要产后1个月不下床，这样使新陈代谢减慢，也容易引起便秘。要适当活动，养成定时大便的好习惯。

3.如大便秘结，无法排出体外，可使用开塞露，待大便软化后就可以排出。

适当活动：新妈妈分娩后，应适当地活动，不能长时间卧床。产后前2天应勤翻身，吃饭时应坐起来，2天后应下床活动。

饮食调节：新妈妈要多喝汤、多饮水，每日进餐应适当搭配一定比例的杂粮，力求做到主食多样化，在吃肉、蛋食物的同时，还要吃一些含膳食纤维多的新鲜蔬菜和水果。

保持心情舒畅：不良的情绪可使胃酸分泌量下降，肠胃蠕动减慢。因此，新手妈妈应保持精神愉快、心情舒畅，避免精神刺激。

产后脱发不必太担心

产后脱发是女性在分娩后较易出现的一种现象，大多属于生理现象，一般在6～9个月后即可恢复。产后脱发主要由下面几个原因所致。

雌激素水平下降

头发的寿命与体内雌激素水平相关。新手妈妈在怀孕期间，雌激素水平上升，头发不仅变得浓密而且寿命也变长，分娩后，新手妈妈体内的雌激素水平下降，超过正常代谢周期的头发就会脱落。

头发营养供应不足

新手妈妈脾胃虚弱，营养容易吸收不足，相应地，头发营养就会供应不足，因此，头发容易脱落。另外，产后血液循环缓慢，营养输送不畅，也可导致头皮的营养供应不足而头发脱落。

产后忧虑

新手妈妈如果过分焦虑或抑郁，易致神经系统紊乱，造成头皮血液供应不足，而引起头发脱落。

以上几个因素都是产后正常的生理现象，只要这些现象消失，头发就不会脱落，新手妈妈们大可不必担心。

产后乳腺炎的发生与预防

从根本上说，产后乳腺炎是由乳汁淤积和细菌感染两大原因所致，因此预防乳腺炎的主要措施是防止乳汁淤积和细菌感染。

防止乳头破裂

1.每天用毛巾蘸水擦洗乳头，然后塞入宝宝口中，避免咬破。

2.不要让孩子养成含乳头睡觉的习惯。

3.哺乳后，用水洗净乳头，用细软的布衬在乳头与衣服之间，避免擦伤。

防止乳汁淤积

1.产后尽早哺乳。

2.哺乳前热敷乳房以促进乳汁通畅。如果妈妈感到乳房胀痛更要及时热敷，热敷后用手按捏乳房，提拔乳头。

3.宝宝吸吮能力不足或食量小而乳汁分泌多者，要用吸奶器吸尽乳汁。

4.清洗乳头，去除乳腺管口积垢。

清洗乳房，避免感染

哺乳前要清洗乳头，尤其是乳头已有破裂者，以防感染。

自我按摩

新手妈妈要养成自我按摩乳房的习惯。具体方法如下。

一只手用热毛巾托住乳房，另一只手放在乳房的上侧，以顺时针方向转圈按摩。如果乳房感到胀痛，或者乳房上有肿块时，手法可以重一些。

在自我按摩的同时，可稍微用力按摩乳房，把乳汁从乳头挤出，反复几次后，乳腺管就通畅了。一般每天按摩1次，每次15～20分钟。

多吃些软坚散结的食物

可以常吃些海带，海带有软坚散结作用，凉拌或炖鸡，可预防急性乳腺炎。

小贴士

1.如果乳头破裂，要积极治疗，防止出现并发症。

2.穿衣服要宽松，避免对乳房的挤压。

3.乳头破裂既容易导致乳汁淤积，又有可能因伤口而发生细菌感染。

4.重度乳头破裂者哺乳时疼痛剧烈，可通过乳头罩间接哺乳；或用吸奶器吸出后，用奶瓶哺喂宝宝。

5.对乳头上的痂皮，不要强行撕去，可用植物油涂，待其变软，慢慢撕掉。

哺乳期生病用药原则

母乳是婴儿的最佳食品，不但营养丰富、易消化，还含有很多抗体。

宝宝可以从母乳中得到各种必需的营养物质，还能增加抗病能力，减少疾病的发生。但哺乳的妈妈有时也会生病，需要用药。在我们日常使用的药物中，大部分都能从乳汁中排出。为了防止宝宝发生药物不良反应，哺乳期的妈妈生病用药时应遵循以下几条原则。

不随意乱服药

有些药物对宝宝是安全的，有的药物却会产生不良反应，甚至会导致严重后果，如病理性黄疸、发绀、耳聋、肝肾功能损害或呕吐等，因此，哺乳妈妈一定要慎重使用药物，应在医生的指导下用药。

不随意中断哺乳

除了少数药物在哺乳期禁用外，其他药物在乳汁中的排泄量，很少超过妈妈用药量的1%～2%，这个剂量不会损害宝宝的身体，如果服用的药物是安全的，最好不要中断哺乳。

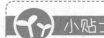

小贴士

1.生病时应向医生说明自己正在哺乳，尽量使用不能通过乳汁排出的药，不可自己随意乱服药。

2.哺乳妈妈不宜采取药物避孕的方法。

3.不是非用不可的药物不用，如果是必须使用的药物，应严格按规定剂量和疗程使用。

不滥用中药

有些中药对产后的妈妈有滋阴养血、活血化瘀的作用，可增强体质，促进子宫收缩和预防产褥感染。但有些中药会进入乳汁中，使乳汁变黄，或有回奶作用，如大黄、炒麦芽、逍遥散、薄荷等。

使进入乳汁的药物浓度达到最低

为了减少宝宝吸收药量，妈妈可在哺乳后马上服药，并尽可能推迟下次哺乳时间，至少要隔4小时，以便乳汁中的药物浓度达到最低。

产后的心理恢复

宝宝出生了，新手妈妈将体验到从狂喜到愉快再到伤心甚至到郁闷的种种情感。这通常是身体里激素水平的变化在作怪。当然，新手妈妈所要承担的压力也是导致情绪变化的因素之一。在这些日子里，新手妈妈的内心总是被某种强烈的情感完全占据，这些情绪可能包括以下几种。

惊恐

有的新妈妈虽然是顺产，分娩的过程也相当顺利，但分娩时却非常害怕，当把宝宝抱在怀里时仍然是满脸的惊恐。

分娩是一次异乎寻常的经历，对此感到害怕和惊讶是很正常的。面对刚刚来到你身边的小宝宝感到陌生也是很正常的，大可不必为此感到惊恐不安。一定要放轻松，用足够的时间来培养与小宝宝的感情。

挫败感

有的新妈妈分娩前做好了自然分娩的准备，最后却接受了剖宫产，为自己不能生下宝宝而觉得很失败。

分娩时发生的状况是不可预估的，剖宫产是很正常的事。所有的母亲都是伟大的，不管用什么方式生下宝宝，都应该是一场值得庆祝的胜利，不必有挫败感。

忧郁伤心

如果在孩子出生后的3～7天里，新妈妈觉得不开心，甚至忍不住要掉眼泪。别觉得奇怪，这是正常的情绪。调查显示，70%～80%的新妈妈遭遇过不同程度的产后忧郁情绪。这种反应与孩子的哭闹无关，与自己的情感无关，而只是体内激素水平在分娩后的正常变化导致的。新妈妈们只需要放松，好好休息，告诉自己：这种状况只要几天就会过去。

抑郁

大约有15%的新妈妈会出现产后抑郁。产后抑郁的症状包括疲劳、有负罪感、易怒、焦虑等。如果在怀孕时就情绪不佳，或者分娩非常不顺，发生的概率会更大。

新妈妈在产后42天要回医院做检查，如果觉得自己情绪有问题，可以在那个时候咨询医生，寻求帮助。

小贴士

1.家人尽量为新妈妈提供一个安静、舒适、生活方便的环境。

2.丈夫和家人要多给予新妈妈情感上的支持，精神上的爱抚，尤其是丈夫在此期间要多付出些，给妻子创造一个令人心情愉快、适合妻子身体恢复的环境，帮助妻子顺利度过这段日子。

3.新妈妈在产后要注意自己精神和心理上的调整，不要过分地苛责自己，室内脏乱些没关系，只是暂时的，不要过于要求与责怪你的丈夫和家人，主要是加强营养和休息，争取早日恢复健康。

产后多久可以开始性生活

女性的生殖器官经过妊娠和分娩后会有一定的变化和创伤，必须经过一段时间才能恢复正常，所以在产后短期内要绝对禁止性生活，否则易造成产后感染。

一般来说，对于顺产的新妈妈，至少要在56天后才能开始性生活；若是剖宫产，至少要等到3个月以后才能进行性生活；对于产钳及缝合术者来说，在伤口愈合且疤痕形成时才能开始性生活。

产后应注意口腔卫生

　　新妈妈分娩时由于体力消耗过大，易使产后抵抗力下降，此时如果不注意口腔清洁容易使病菌侵入机体，危害新妈妈及新生儿的健康。

　　在坐月子期间，由于新妈妈加强了对维生素、热量、蛋白质等营养的摄入，尤其是食用含糖量很高的食品，如果进食后不及时刷牙，这些食物残留物就很容易停留在牙缝间，破坏牙齿，使牙质容易软化，这时口腔内的

病菌就会发挥负面作用，导致牙龈炎、牙周炎的发生。因此，为了保证健康，新妈妈应养成餐后漱口及早、晚刷牙的好习惯。

产后不宜立即减肥

　　不少新妈妈刚生完孩子就想减肥，但实际上，这种做法无论对于新妈妈还是小宝宝来说都是非常危险的。

新妈妈分娩后，身体正处于最虚弱的状态，需要时间恢复，同时在月子期间还要频繁母乳喂养和辛苦育儿，需要消耗很大能量，因此无论如何在坐月子期间都不要以任何形式试图减肥恢复体型，那样会严重地伤害身体。

小贴士

　　1.产后减肥对每一位新妈妈来说都是一个挑战，产后减肥要选对方法，更要把握最佳的减肥时间。

　　2.产后减肥的最好方式其实是母乳喂养。母乳喂养会消耗一定热量，可以说是最健康的减肥方式。

　　3.在月子期间不能享用太多高油脂和高糖分的高热量滋补品，那会给日后的减肥加重负担。

产后饮食调理

产后饮食应清淡有营养

　　新妈妈的消化功能较差，特别是在分娩后的半个月之内，肠胃更需要受到保护，这时应吃些清淡而又能健胃的食品。同时，分娩后，产妇面临子宫恢复、消除恶露、生殖道复原及整个体质的复原等问题，故应吃些富有营养且具有足够热量的食物，如蒸蛋、豆腐、母鸡汤、瘦猪肉汤、鲫鱼、鲤鱼、薏仁粥、玉米粥、小麦制品、红糖、红枣等。

　　新妈妈的膳食应以精、杂、稀、软为宜，如果吃的不是"稀而软"，而是"硬而干"，则会影响消化吸收，有的还会发生腹泻、肠炎。

1.产后忌吃生食、冷食，尽可能不要吃存放时间较长的剩饭菜，未煮熟的食物往往不易消化，也不要吃。

2.为了保证食品的卫生和食物易于消化，可不吃或少吃凉拌菜和冷荤菜。

3.一般在室内放置的水果不会凉到刺激消化器官而影响健康的程度，产后应多吃一些易消化的新鲜时令水果，以增加营养及补充维生素。

4.在夏季坐月子时可吃些适宜消暑的食物，产妇出汗多、口渴时，可以食用绿豆汤、西红柿，也可吃些西瓜和水果消暑，不用盲目忌口，以避免产褥中暑。

5.如果产后吃过于油腻（如肥猪肉、肥肠）的食物，会增加胃肠道的负担，易使其脾功能受损，引起消化不良，影响食欲。

有助催奶的食物

母乳喂养是保障宝宝获取营养的最好方式，因而哺乳期的妈妈们特别担心奶水不够，影响宝宝的生长。所以妈妈在喂养宝宝的同时也要格外注意自己的饮食，多吃些催奶的食物，以保证宝宝健康成长。下面是几种常见的催奶食物，哺乳期的妈妈们可适当多吃一些。

黑芝麻：黑芝麻含有多种人体必需的氨基酸，在维生素E、维生素B_1的参与下，能加速人体的代谢功能；黑芝麻中的铁和维生素E是预防贫血、活化脑细胞、消除血管胆固醇的重要成分，妈妈身体好，宝宝自然有奶吃。

花生：花生是一种比较常见的食物，可用于产后催乳等。

豌豆：豌豆煮熟淡食服用，可通乳。

豆腐：豆腐有益气和中、生津润燥、清热解毒之功效，也是一种催乳食物。

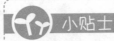

小贴士

1.母乳是宝宝的黄金食物，妈妈们一定要保证自己的奶水充足，以满足宝宝的需求。

2.不要饮用麦乳精等含有麦芽的饮品，那些饮品会导致回奶。

茭白：含有碳水化合物、蛋白质、维生素B$_1$、维生素B$_2$、维生素C及多种矿物质。用茭白、猪蹄同煮食用，有较好的催乳作用。

莴笋：莴笋具有各种丰富的营养素。其中除铁质外，其他营养均是叶子比茎含量高，因此，食用莴笋时，最好不要将叶子弃而不食。

金针菜：金针菜营养成分非常丰富，每100克干品含蛋白质14.1克，几乎与动物肉相近。另外，还含有大量的维生素B$_1$、维生素B$_2$等。

木瓜：木瓜中含有一种木瓜素，有高度分解蛋白质的能力，能够在较短的时间分解成人体很容易吸收的养分，从而直接刺激母体乳腺的分泌，增加乳汁。

汤水：都说汤水足，有利于下奶。可以根据妈妈的口味选择不同的催乳汤，如花生炖猪脚、鲫鱼汤、山药炖母鸡汤、清炖乌鸡汤、酒酿蛋花汤等。

新妈妈能吃盐吗

盐中含钠，钠是人体必需的物质，如果人体缺钠就会出现低血压、头昏眼花、恶心、呕吐、无食欲、乏力等，所以在体内应保证有一定量的钠。如果新妈妈限制盐的摄入，影响了体内电解质的平衡，不但影响食欲，而且会造成宝宝体内缺钠，对宝宝身体发育也不利。因此，新妈妈可以吃盐，但要适量。

1.新妈妈食盐要适量，不可过量，否则会加重肾脏负担，对肾不利，也会使血压增高。

2.新妈妈不能过量食盐，也不能忌食盐。

产后宜多喝营养汤

产后新妈妈应适当饮用鸡汤、鱼汤、肉汤、骨汤、猪蹄汤等，因为这些清汤营养价值高，含有人体易于吸收的蛋白质、维生素及矿物质，且味道鲜美，可刺激胃液分泌，提高食欲、促进

小贴士

1.在喝汤时，鸡肉、鱼肉等可连同汤一起食用。

2.一般在分娩的第三天开始给新妈妈喝鱼汤、猪蹄汤等下奶的食物。

泌乳。产后新妈妈易出汗且又要分泌乳汁，需水量要高于一般人，因此，适量喝汤十分有益。

产后忌吃生冷寒凉食品

中医主张，产后宜温，过于生冷的食物不宜多吃。新妈妈由于分娩消耗大量体力，新陈代谢降低，体质大多从产前的内热转变为虚寒。此时进食生冷寒凉食物易损伤胃，影响消化功能。

1.即使是在夏季，新妈妈也不要吃凉菜、喝冷饮。

2.生冷之物易致瘀血滞留，可引起产后腹痛、产后恶露不尽等，新妈妈们切记不要食用。

产后忌吃辛辣刺激性食物

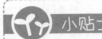
坐月子期间，新妈妈一定要忌食辛辣刺激性食物，辛辣之食可助内热，而使产妇上火，引起口舌生疮、大便秘结，或痔疮发作。母体内热，可通过乳汁影响宝宝，导致宝宝内热加重。所以，新妈妈在生产后1个月内应禁食韭菜、大蒜、辣椒、胡椒、茴香、酒等。

产后忌滋补过量

新妈妈在月子里进行适当营养滋补是有必要且有益的。但如果滋补过量、大补特补，反倒有害无益。这不但会浪费钱财，还会损害新妈妈的身体健康。主要表现在以下几个方面。

新妈妈过胖

过量滋补易导致新妈妈身体过胖，而身体过胖会使体内糖和脂肪代谢失调，从而引发各种疾病。

新生宝宝肥胖

新妈妈营养过剩，必然使乳汁中的脂肪含量大为增加。即便新生宝宝胃肠能够吸收，也易造成新生儿肥胖，并易患扁平足一类的疾病。

新生宝宝营养不良

如果新生宝宝胃肠消化能力差，不能充分吸收，则会出现脂肪泻、长期慢性腹泻等病症，从而造成新生儿营养不良，发生各种营养缺乏症。

产后如何正确喝姜汤

　　无论是过去还是现在，产后让新妈妈喝姜汤一直是月子里遵循的原则，但新妈妈在产后喝姜汤时，一定要注意做到适时、适度、适量，并根据自己身体的实际情况来饮用姜汤，以免给身体增加负担。

　　新妈妈可以自己观察，如果恶露转为淡黄色或白色时，是进食姜汤较理想的时机。但也不能天天喝一大碗，通常可以隔天喝小半碗姜汤为宜，不宜饮用浓姜汁。

　　饮用姜汤的时间不宜太长，一般持续10天左右。如果恶露突然增多或颜色变鲜红，应暂时停止或减少姜汤的分量。

照顾好新生宝宝

可爱的小宝宝离开母体进入独立生活环境，身体器官有待进一步完善和调整，以适应新的生存环境。而此时小宝宝适应能力差、抗病力弱，需要妈妈更细致入微的呵护。因此妈妈要懂得小宝宝护理、喂养以及疾病防治的知识，以保证小宝宝的健康成长。

为新生儿的到来做好准备

为宝宝挑选合适的衣服

为宝宝挑衣服应以冬暖夏凉、穿着舒适、不影响生理功能为原则，所以应选择轻快、宽松、透气性好的衣服。

商场或网上有各种各样的宝宝服装，但应尽可能选择样式简单、袖口宽的衣服。袖口过小的衣服给宝宝穿起来很不方便。

 小贴士

> 宝宝的衣服不必准备太多，因为宝宝生长很快，过不了多久就不能穿了。

与肌肤接触的衣料应用柔软的纯棉无色制品，内侧最好不露出针脚。随着宝宝月龄的增加，衣服变小，这时可再买大小合适的衣服。

选择安全的婴儿床

母婴分床睡对妈妈、宝宝都有一定好处，因此买一张安全、合适的婴儿床是非常必要的，给宝宝选购婴儿床时应注意5个安全要点。

床体

选购婴儿床时，要仔细查看床体，看看可能与宝宝接触的各个部位是否光滑圆润，防止因棱角突出划伤宝宝，或钩住宝宝衣物，造成意外。

护栏

婴儿床的护栏最好选择圆柱形的板条，板条之间的距离不得超过6厘米，以防宝宝的头从中间伸出来而发生意外。护栏高度应以高出床垫50厘米为宜。

床垫

给宝宝选床垫最好选择稍微硬一点儿的材质，床和床垫之间的缝隙一般不应超过2厘米，当床垫调至最高位置时，它与床缘的距离至少要在25厘米以上，免得宝宝会翻身攀爬后掉下去。

调位卡锁

婴儿床两边的床沿通常有高低两个调整位置，这些调整控制必须具有防范儿童的固定卡锁机能，保证宝宝不会自己把床沿降下来。

滚轮

有的婴儿床会安装小轮子，以方便移动。如果选择这类婴儿床，要注意检查轮子上是否安有制动装置，而且制动装置要比较牢固，不能一碰就开。

小贴士

1.如果护栏过低，等宝宝能抓住护栏站起来时，有可能爬过护栏从床上掉下来。

2.有的小床可以晃动，有摇篮的作用，要注意各部位的连接是否紧密牢靠。

宝宝应使用专门的护肤品

有些刚出生的小宝宝属于干性皮肤，再加上如果是冬天，空气很干燥，宝宝的皮肤很容易干裂、脱皮，这时要给宝宝使用一些护肤品，如何给宝宝选择护肤品呢？

1.一定要给宝宝选择婴儿专用的护肤用品，还要注意选择不含香料、酒精，没有刺激且能够保护宝宝皮肤水分平衡的护肤霜。

2.为了防止宝宝的皮肤干燥，可以买那些儿童霜、甘油等宝宝专用护肤品。

3.根据季节给宝宝选用护肤品，秋冬的时候外面空气比较干燥，在带小宝宝到室外去晒太阳、小宝宝洗完澡等特殊时刻都要及时使用护肤霜和润肤油。

小贴士

1.在夏天的时候，宝宝的皮肤比较湿润，不需要使用护肤品，每天给宝宝用温水擦一下脸就好了。

2.宝宝的皮肤很娇嫩，外面卖的化妆品虽然说没刺激、无伤害，但也不是那么可靠，所以，护肤品能不用尽量不用。

3.妈妈经常跟小宝宝接触，所以妈妈也使用宝宝的护肤品为好。

4.宝宝用的护肤品牌子不要经常换，这样宝宝就不需要对不同的护肤品来反复做调整了。

5.如果宝宝的嘴唇干裂，妈妈可用小毛巾敷在宝宝的嘴上，让嘴唇充分吸收水分，然后给宝宝使用专用的润唇油。

与新生儿的亲密接触

新生儿的外观和生长情况是怎么样的

孕妈妈在宝宝出生前就幻想着他的模样，是像自己还是像老公？是什么样子的？其实，刚生下的小宝宝很不好看，脑袋很大，几乎占据了身长的1/3，而且腿和胳膊都很细小，还有一个鼓起来的肚子以及一张被羊水浸泡过的皱皱的小脸。

头发

新生宝宝的头发因人而异，有的宝宝可能是个小光头，有的可能头发很茂盛；而有的发质是直发，有的却是卷发。

头皮

除此之外，我们还可以看到新生儿的头皮下面有密布的血管，天灵盖上方中央也能看到，甚至还有随着脉搏跳动的前囟门。

五官

宝宝在出生时经过产道由于受到母体的巨大压力，眼睛可能会充血或是浮肿得睁不开；新生儿的鼻子是扁平的，两颊也有可能不对称。

皮肤

新生儿的皮肤非常薄，皮下藏着的血管会使皮肤泛着一种粉红色，这时候宝宝的皮肤上还有可能会粘着一些尚未脱落完全的胎脂。除此之外，有的宝宝还附带着一身青紫，也称蒙古斑。

其他

由于受到母体激素的影响，有的新生儿可能会出现乳头肿胀并且流出乳汁的现象，也有些女婴的阴道会排出分泌物。

刚出生的宝宝确实长得不好看，不过爸爸妈妈们不要担心，这些外貌特征随着宝宝的生长，在几周之内就会逐渐消失，度过了新生儿时期，你就会看到一个可爱的小天使，也可以看出宝宝到底是像爸爸还是妈妈，或是继承了爸爸妈妈两个人的优点。

小贴士

1. 自然分娩的婴儿出生时头颅会有些变形，但很快就会恢复正常形状。分娩过程中造成的头皮挫伤和眼部肿胀都会在1~2周内逐渐消退。

2. 新生儿的平均头围大约是35厘米，满月时会达到38厘米。通常男婴的头围会比女婴略大些，不过平均差异不超过1厘米。

新生儿是如何感知外界的

新生儿从一出生就已经具备感知和认识外界的能力，他们能听、能看、能嗅，能尝出各种滋味，还能感觉到别人的触摸。

听：新生儿出生时，由于耳朵的鼓室没有空气且有羊水潴留，因而听力稍差。但在出生后3～7天听力就发育得很好了。如果有人在宝宝的耳边轻声呼唤，小家伙会把头转向发声的方向，有时还会用眼睛去寻找声源。

看：新生儿是近视眼，只能看清20厘米～25厘米远的东西。婴儿的视野也只有成人的1／30，这时的婴儿非常喜欢色彩鲜艳的东西，比如，在他们的头顶挂上一个红色的气球，他们就会用眼睛追随移动的气球，有时还会专注地注视着某一个物体。

嗅：新出生的婴儿嗅觉系统已发育成熟，他们对浓烈的气味反应强烈，甚至对不同的气味会有不同的反应。

 小贴士

1.如果声音过大，小家伙就会用哭叫来表示抗议。新出生的婴儿特别喜欢轻松、柔和、愉快的声音。

2.新生儿对光也比较敏感，遇到强光刺激时就会闭眼。

尝：初生婴儿能分辨出甜、酸、苦、辣各种味道，对酸味或过苦、过咸的味道会表现出很痛苦，他们比较喜欢奶味和甜味，尤其对母乳的香味比较敏感，甚至还能区分出自己的妈妈和别的妈妈乳汁的不同味道。

触：新生儿的触觉很灵敏，尤其是眼、口周、手掌、足底等部位，你用手轻轻摸，宝宝会立即有反应，做出眨眼、张口、缩回手足等动作。

新生儿有哪些反射行为

宝宝刚出生时就具有一些先天性反射，只要留心观察，你就会注意下面这些反射行为。

觅食反射

如果妈妈把小宝宝抱起，把他放在自己的乳头边，宝宝就会撅起小嘴，做出吃奶的样子，这叫作觅食反射。

拥抱反射

小宝宝仰卧位时，用双手轻轻拉起宝宝的双手，让他们的身体慢慢抬高，当肩部略微离开床面时突然松手。这时，正常的小宝宝会出现两臂外展、伸直，继而内收并向胸前屈曲类似于拥抱的动作，这是拥抱反射。

握持反射

把手指放入小宝宝的手掌中，宝宝会立即握住。

交叉伸腿反射

用一只手按住小宝宝的一侧膝关节，另一只手挠该侧的足底。宝宝的对侧下肢会上缩、伸直，然后内收，触及受刺激的下肢或与之交叉。

小贴士

做拥抱反射时，动作要轻柔，千万别吓着小宝宝，更要注意别伤着他们。

如何抱新生儿

刚出生的小宝宝，脖子软绵绵地竖不起来，新手爸爸妈妈又没有经验，因而不敢去抱，生怕把宝宝弄疼了。抱宝宝是有学问的，需要掌握一些要领。

1.把左手插到仰卧着的宝宝的脖子下面，轻轻托起头，右手放在宝宝臀部的下面。

2.左手手掌抱住宝宝的头，注意不能只抱头，要连同脖子一同托起。

3.身体靠近宝宝，双手小心地将宝宝的身体抱起。

4.若竖起抱，将宝宝贴在妈妈的身体上，分别用两手托住宝宝的脖子和臀部。

5.若横着抱，让宝宝身体重量落在妈妈身体上。妈妈挪动托在脖子后面的左手，让宝宝脖颈完全靠在妈妈的左侧胳膊肘上，左腕和左手护着宝宝的背部和腰部，右臂护着宝宝的腿部，右手托着宝宝的臀部和腰部。

6.让宝宝头部贴在妈妈的左胸前。

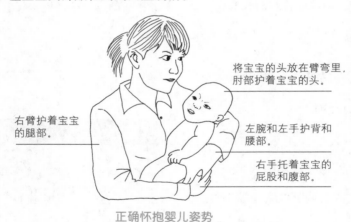

将宝宝的头放在臂弯里，肘部护着宝宝的头。

右臂护着宝宝的腿部。

左腕和左手护背和腰部。

右手托着宝宝的屁股和腹部。

正确怀抱婴儿姿势

小贴士

1.当妈妈要将宝宝交给爸爸时，接宝宝的爸爸要靠近妈妈身体，并将双手插到递宝宝的妈妈胳膊上。确定爸爸的双手已抱住了宝宝，妈妈才可将自己的手抽出，切不可以随便交给爸爸就抽手，那样容易把宝宝摔在地上。

2.横抱时，可以把右手放在宝宝的脖子下，左手放在宝宝的臀下，让宝宝颈部完全靠在妈妈的右侧胳膊肘上，宝宝就可以吃到妈妈右侧的奶了。

母乳喂养

分娩后应尽早开始哺乳

大多数宝宝在出生后30分钟内，对哺乳或爱抚都很感兴趣，这段时间是启动母乳喂养的最佳时期。尽早让宝宝吸吮乳头有以下4个好处。

1. 有利于母婴早期皮肤接触和早吸吮，促使母乳喂养成功。

2. 刺激母亲催乳反射。催乳反射的尽快形成，有助于乳汁尽快分泌，增加乳汁分泌量。

3. 能刺激母亲垂体前叶分泌催产素，促进子宫收缩，减少产后出血。

4. 让宝宝吸到营养和免疫价值最高的初乳，增强宝宝的抗病能力。

乳腺初次生成的乳汁称为初乳，是一种发黄或清澈的糖浆样液体。早开奶可让宝宝吃到初乳，得到第一次免疫。初乳富含蛋白质和抗体，可使新生宝宝避免感染，还能帮助宝宝排出体内的胎粪，清洁肠道。

小贴士

1. 新生宝宝应在出生后30分钟以内与妈妈皮肤接触，而且接触时间不得少于30分钟，让宝宝吸吮乳头，这不仅能促进母婴情感上的紧密联系，也可使宝宝的吸吮能力尽早形成。

2. 尽早地吸吮乳汁，会给宝宝留下一个很深刻的记忆，以后吸吮就更加顺利了。

母乳喂养成功的关键 ·

重视母乳喂养

据临床观察，凡是重视母乳喂养的妈妈，大多会积极配合医护人员，主动设法尽快喂养，饮食状况良好，情绪较为稳定，心情舒畅，泌乳分泌充足。

哺乳方法要正确

每次喂哺时先让宝宝的唇触及乳头，诱发宝宝觅食反射，使宝宝的嘴张得足够大，含住乳头和大部分乳晕。在宝宝嘴张大、舌向下的瞬间，立即将宝宝靠向母亲，使其能大口地把乳晕也吸入口内。

早吸吮

宝宝出生后，妈妈适当休息调整，就应担负起养育宝宝的重任，及时让宝宝吸吮乳头。30分钟之内开始吸吮妈妈的乳房，这对妈妈和乳房充盈都是十分重要的。之后每当宝宝出现饿的迹象就给他喂一次奶。除白天让宝宝有足够的哺乳次数外，夜间也要注意喂养。

母婴同室

母子接触、婴儿哭闹、母子对视、婴儿气味等，不仅可以增进母婴感情，而且还是一个个良好的刺激信号，可有效地刺激泌乳系统，解除下丘脑抑制，导致泌乳素增高，乳汁分泌增多。

按需喂奶

在宝宝刚刚出生的几天内，母乳分泌量较少，不宜固定时间喂奶，可根据宝宝需要来调节喂奶次数。这样不仅可以满足宝宝的生理需要，还可以通过宝宝吸吮的刺激，促进泌乳素的分泌，更多分泌乳汁。

增加营养

产后，妈妈要摄取营养丰富、水分充足的食物，以满足自己和宝宝的需要。

保持乳房健康

健康的乳房是泌乳的基本条件。保持乳房（特别是乳头）清洁，防止乳房挤压、损伤，对有效地提高泌乳质量极其重要。

充分排空乳房

充分排空乳房会有效刺激泌乳素大量分泌，产生更多的乳汁。

小贴士

1.宝宝吸奶时间过久，会咽入过多空气，易引起呕吐，而且也会养成日后吸吮乳头的坏习惯。

2.产后宜经常用温水清洗乳房，切忌使用肥皂、酒精、洗涤剂等，以免造成乳头干燥皲裂。

3.对于乳汁分泌不足或乳房胀痛不适者，可轻轻按摩，以促进乳房血液循环和乳汁分泌。一旦出现乳头感染，应及时采取积极措施，防止乳腺炎的发生。

4.哺乳妈妈应该穿柔软棉质衣衫，不宜穿着化纤、粗糙材质的衣物，谨防对乳头的不良刺激。

5.可用手挤奶或使用吸奶器吸奶，这样可以充分排空乳房中的乳汁。

6.两侧乳房应交替哺乳，以免造成两侧乳房不对称，影响将来的美观。

7.开始引入奶瓶时，每天只喂1次，观察宝宝吃母乳是不是受影响，然后逐渐增加用奶瓶的次数。

8.宝宝出生1个月之内，最好不要用奶瓶。因为一旦用了奶瓶，婴儿就很难再学会正确的吸奶方式。

正确的哺乳姿势是怎样的

要想预防发生乳头破裂、乳汁淤积、乳腺导管等异常情况，保证母乳喂养成功，掌握正确的喂奶姿势很重要。

喂奶时采用坐位、侧卧位或仰卧位均可。坐位时椅子不要太软，脚下踩一个脚凳，双肩放松，姿势要舒适，这种姿势有利于排乳。

卧位时枕头要高一些，妈妈要能看到宝宝的吸吮动作，身后可以靠着枕头，保持双肩放松。

抱着喂奶的姿势

抱着喂奶的姿势要做到"三贴"：每次喂奶时妈妈要把宝宝环抱在怀里，宝宝的胸贴妈妈的胸，宝宝的腹贴着妈妈的腹，宝宝的嘴及颌紧贴妈妈的乳房。

含接姿势

妈妈的4个手指放在乳房的下面，拇指放在乳房的侧面，手呈"C"形，用手托起乳房，先挤去几滴宿乳，用乳头去碰触宝宝的嘴唇，等宝宝张大嘴时，把乳头和部分乳晕送入宝宝口中。让宝宝充分含住乳头，用手指按压乳房，这样既容易吸吮，又不会压迫宝宝鼻子。

小贴士

1.分娩前孕妈妈最好参加母乳喂养的学习班，分娩后及时咨询大夫、护士。

2.一定要避免让孩子的侧面贴着母亲，孩子扭着头去吃奶，会影响孩子含接乳头。

3.如果含接姿势不对，宝宝吃不到奶就会哭闹，而且还容易引起乳头皲裂，造成乳头疼痛、破裂甚至出血。

4.喂奶时应避免用食指和中指夹住乳头，这样的姿势既影响宝宝含接乳头，又影响泌乳，只有在奶特别多担心呛着宝宝的时候，才采用这样的姿势。

5.在宝宝的胸口前垫一块毛巾，以免弄脏宝宝的身体，并可擦拭宝宝的嘴。

6.当宝宝吸得差不多时，妈妈可用拇指和中指轻轻捏一下宝宝两侧的脸蛋，给宝宝喂完，把宝宝身体直立，头靠在妈妈的肩上，轻拍和抚摸后背，以排出吞入的空气。

每次喂奶应多长时间

一般正式下奶后，每次喂奶10~15分钟，有的宝宝吃奶速度慢，所以每次喂奶时间可达半小时，这也是正常的。孩子吃奶速度有快有慢，但总的吃奶量是相同的，喂奶应持续到孩子吃饱为止。

 小贴士

1.有些妈妈抱着孩子睡觉，让孩子吃一两个小时的奶，这种做法是不对的。

2.万万不可让孩子养成含着妈妈乳头睡觉的坏习惯，这样对母婴都不利。

隔多长时间喂一次奶

哺乳的时间取决于宝宝的需要，也就是按需哺乳。哺乳的次数因出生的时间不同而不同。

出生24小时内：每1~3小时喂一次，甚至可以更频繁一些。

出生2~7天：一般每天喂8~12次，夜间喂奶间隔不要超过3小时。

宝宝再大一些：夜间喂奶间隔时间可长一些。产后一个月，夜间可每隔4~5小时喂一次奶，但白天不要超过3小时。产后3个

小贴士

宝宝夜间到了该吃奶的时间，即使睡着也要唤醒吃奶。

月，夜间可以每隔6小时喂一次奶。

如何知道宝宝吃饱了

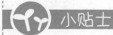
母乳喂养的宝宝主要根据下面几点来判断宝宝是否吃饱了。

1.喂奶时听见宝宝的吞咽声。

2.喂奶前乳房饱满，喂奶后乳房变得柔软。

3.宝宝的尿布在24小时内尿湿6次以上。

4.宝宝经常排软便，每天排便2～5次。

5.两次喂奶之间宝宝不哭不闹很安静。

6.宝宝每月增重500克～1000克。

如何给宝宝拍嗝

为避免宝宝吐奶，新出生的小宝宝吃完后必须要拍嗝，但该如何拍嗝呢？没有经验的新爸爸新妈妈需要学习一下。

1.把宝宝抱起坐在大人的右腿上。

2.右手采用这样的姿势扶住宝宝：右手小拇指放在宝宝腋窝下，拇指和食指分开让宝宝的头架在两个指头中间，这样保证宝宝不会倒还能保证头不会落空。

3.左手在宝宝的后背由下至上反复拍打，可以稍用点儿力，这样容易把嗝拍出来。

宝宝吐奶怎么办

有的宝宝在新生儿期经常吐奶，有的长到1～2个月时才会出现吐奶现象，且男孩比女孩多，这种情况一般属于习惯性吐奶，吐奶前后部没有任何痛苦的表情，吐奶也是突然发生的，不影响宝宝的健康。

宝宝吐奶一般是由于食量过大所致，与之关联的还有大便次数增多，体重增加显著。若体重每天增加40克以上，就应适当控制宝宝的食量。此外，最好不要让宝宝睡着吃奶，以免吐奶。而应抱着宝宝喂奶，喂完后，将宝宝竖着抱起轻拍背部，直到宝宝打嗝为止。

小贴士

1.有时吐出的奶会流到耳朵里，应及时用干净的棉签轻轻擦去，以免引起外耳道炎。

2.如从来没吐过奶的宝宝吐了奶，或吐奶时面部表情痛苦，面色发灰，喷射状吐奶，或吐奶后使劲哭闹，应及时就医。

3.有时宝宝吐奶吐得很多，因此，不到3小时便又哭着想吃奶，这时应给宝宝适量喂奶。

促进乳汁分泌的有效方法

母乳是宝宝最好的营养品，当乳汁不足、宝宝不够吃时该怎么办呢？下面是5种促进乳汁分泌的方法，新妈妈不妨试试。

1.哺乳期的妈妈可能比平常更容易感到口渴，因此，需要多次少量饮水。

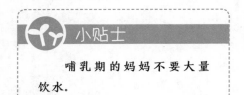

小贴士

哺乳期的妈妈不要大量饮水。

2.忌食含咖啡因和酒精的饮食，以免这些物质通过乳汁进入宝宝体内。

3.为了确保宝宝得到足够的营养，妈妈应当保持与孕期同样的营养均衡饮食，确保饮食中含有充分的蛋白质与钙。

4.哺乳期的能量需求高于孕期，哺乳期的妈妈每天比孕期应该多进食。

如何正确挤奶

一些新妈妈会发愁宝宝吃奶后还有剩余乳汁或者胀奶的问题，剩余的乳汁当然是要挤出去了。只有将剩余的乳汁挤出来才能产生新的乳汁，而且还可以预防因感染引起的乳腺炎。挤奶有两种方法，用手挤或用吸奶器挤。

用手挤

1.一只手托起乳房，另一只手轻轻地按压乳房上部。

2.两只手放平，从肋骨处开始按摩整个乳房，轻轻朝乳头方向按摩。

3.用大拇指和其余四指托住乳房下部，挤出乳汁。

4.将大拇指和其他四指渐渐移向乳房外围，再从乳房周围移向乳头，使乳汁慢慢流出。

用吸奶器挤

吸奶器分手动吸奶器和全自动吸奶器。

手动吸奶器：活塞式的手动吸奶器吸力强，吸奶效果也很好，乳房接触到这种吸奶器后就能进入哺乳状态。

全自动吸奶器：用全自动吸奶器吸奶的时候，母乳会自动进入奶瓶里。

如何储存母乳

挤出的母乳要立即放入杀过菌的容器或者无菌袋里，然后放进冷藏室或者冷冻室保存。在工作场所挤出的母乳最好用储奶袋保存。

如果直接冷冻，母乳可以保存15天以上，冷藏则可以保存48小时。常温下母乳可存放8~10小时。

冷藏保存的母乳用蒸煮的方法加热至与母乳一样的温度，再放到奶瓶里喂给宝宝即可。

冷冻保存的母乳解冻时一定不要使用微波炉，而是提前半天放在冷藏室里化开，再蒸一下就可以喂给宝宝了。

宝宝从出生后就应补充维生素D

维生素D有助于维持身体里钙、磷充足。如果宝宝血液中钙质不够，就会使骨骼组织变软而患软骨病，尤其是宝宝在成长期，如果骨骼不能充分钙化，加上自身的负担，骨骼就会变形。而维生素D可以使食物中的钙进入血液，加强骨骼的钙化，使骨骼变硬。如果宝宝体内缺少维生素D，即使吃了含钙食物，身体也无法吸收利用，可见维生素D对宝宝身体是多么重要。

小贴士

1.0～1岁宝宝补钙，每日参考摄入量为300毫克～400毫克。因为母乳及牛乳中的维生素D含量均较低，所以应尽早为宝宝添加维生素D。

2.在夏季的中午，将双手和面部暴露在阳光下20分钟，就可以合成人体一天所需的维生素D。

3.躲在玻璃窗后面晒太阳是没有任何效果的。

喝奶的宝宝需要喂水吗

宝宝是否需要喂水根据其喂养方式而定。

母乳喂养

如果宝宝是纯母乳喂养，则不需要喂水，因为宝宝刚出生时体内已储存了一定的水分，出生后2～3天妈妈乳房未充盈前，通过早吸吮，每次可获得10毫升～20毫升高质量的初乳，能满足宝宝的生理需要量。随着母乳量逐渐增多，母乳可以为宝宝提供生长发育所需要的全部营养物质，其中也包括水。

人工喂养、混合喂养

如果是人工喂养、混合喂养或6个月以后的宝宝，则需要在两餐之间适量补充水分。因为配方奶中所含的矿物质要比母乳高3倍，但其吸收率比母乳低，多余的矿物质要经过宝宝的肾脏从尿中排出。而宝宝的肾脏比较嫩，还未完全发育成熟，如要排出多余的矿物质，需要较多的水分溶解才行。另外，适量补充水分，还能促进胃液分泌，增强宝宝对非母乳食物的消化能力。

小贴士

1.过早、过多给宝宝喂水，会抑制宝宝的吸吮能力，使他们从母亲乳房吸取的乳汁量减少，反而不利于宝宝的生长发育。

2.当宝宝由于高热、大汗、呕吐、腹泻等而失水时，无论是哪种喂养方式，都要补充水分。

哺乳妈妈的饮食原则

哺乳妈妈一般要注意以下几个饮食方法。

清淡适宜

哺乳妈妈应少吃葱、大蒜、花椒、酒、辣椒等食物，菜里少放盐。

荤素搭配

不同食物所含的营养成分种类及数量不同，而人体需要的营养是多方面的，只有全面摄取食物，才能满足身体的需要。

干稀搭配

干的能保证营养的供给，稀的能保证水分的供应。

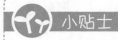 小贴士

月子里应吃一些健脾、开胃、促进消化、增进食欲的食物，如山楂、大枣、番茄等。

少吃多餐

哺乳妈妈每日以4～5餐为宜，有利于胃肠功能的恢复，减轻胃肠负担。

配方奶喂养

如何为宝宝选择合适的配方奶

母乳是宝宝的最佳食物，再完美的配方奶粉也只是接近母乳的成分和比例，而无法完全替代母乳。但如果母乳量不足或完全没有母乳，那么也只能选配方奶了。如何为宝宝选择合适的配方奶呢？

给宝宝挑选配方奶粉要注意以下3点。

根据宝宝的具体情况选择

家长要了解自己的宝宝，根据宝宝不同的出生状况和不同生长发育阶段来选择产品。

选择接近母乳配方的奶粉

不同档次的产品在配方构成方面会有一些细微的区别，要为宝宝选择最接近母乳的配方奶粉。

选择质量可靠的品牌

有些国家对婴幼儿配方奶粉实行了生产许可证的管理，在选择奶粉时要观察产品包装上是不是有生产许可证的标志。还有些产品获得了名牌产

品的标志，选择这样的产品质量更可靠，产品的配方和营养成分更好，更能满足宝宝的需要。

认真比对配方奶里面的成分

仔细查看营养成分表中标明的营养成分是否齐全，含量是否合理。

观察配方奶粉的冲调性

质量好的配方奶粉冲调性好，冲后无结块，液体呈乳白色，奶香味浓；质量差的配方奶粉则不易被冲开，也无奶香味。淀粉含量较高的配方奶粉冲调后呈糨糊状。

选择适合宝宝年龄段的配方奶粉

妈妈要根据宝宝的年龄段选择合适的配方奶粉。如0～6个月的宝宝可选用第一阶段的婴儿配方奶粉；6～12个月的宝宝可选用第二阶段的较大婴儿配方奶粉；12～36个月的宝宝可选用第三阶段的婴幼儿配方奶粉。

小贴士

1.注意奶粉生产日期和保质期限，以判断该产品是否在安全食用期内，避免购买过期变质产品。

2.若宝宝对动物蛋白有过敏反应，应选择全植物蛋白的婴幼儿配方奶粉。

3.如果有条件，可选择添加了有益于婴幼儿成长的特殊成分的产品。

如何为宝宝选择合适的奶瓶

人工喂养需要选择合适的奶瓶、奶嘴，如何选择奶瓶也有一定学问，新爸爸新妈妈们要好好学习这些知识。

根据宝宝的年龄选择

爸爸妈妈应该在自己信任的品牌中挑选一个适合宝宝年龄的奶瓶。

看宝宝的反应

用选定的奶瓶喂宝宝，看宝宝对奶嘴的反应。如果发现宝宝没有异常反应，那就说明这个奶瓶是适合宝宝的。

扩大品牌范围

即便是父母信得过的品牌，如果奶嘴不适合宝宝，也不要购买，可以选用其他品牌来替代。

及时更换

宝宝在不同的年龄适宜的奶瓶和奶嘴的尺寸也不一样，因此，要对宝宝的奶瓶和奶嘴及时更换。

随着宝宝的成长要及时更换奶嘴，选择适合宝宝的奶嘴，让宝宝健康长大。

小贴士

1.选用结构简单、广口、易清洁、能够煮沸消毒的奶瓶。

2.宝宝喝一瓶奶大约需要20分钟，如果宝宝需要的时间很短，说明宝宝可能吸入了很多的空气，如果宝宝需要的时间太长，同时伴有哭泣，这表明宝宝的奶瓶不合适。

3.新奶瓶须先放到锅里蒸煮一下，可以有效防止热胀冷缩造成的开裂。

4.对于早产的宝宝，要选择供应量较小的奶嘴。

奶瓶、奶嘴的清洗、消毒方法

俗话说："病从口入。"再加上宝宝抵抗力较弱，所以，为了宝宝的健康，吃奶时一定要使用清洁、卫生的奶瓶。下面介绍几种奶瓶的正确清洗方法。

煮沸法

用奶刷清洗奶瓶、奶嘴。把奶瓶拆开，放入沸水中，煮沸15分钟，捞出晾干备用。

微波消毒法

将清洗后的奶瓶盛上清水放入微波炉，打开大火10分钟即可。

淘米水冲洗法

将淘米水放入奶瓶中用力摇动或冲刷，能有效去除残留的奶。

使用奶瓶消毒器

使用奶瓶消毒器既方便又实用，需要提醒的是一定要选择品质好的奶瓶消毒器。

小贴士

1.为防止奶汁在奶瓶中发酵、发霉，每次喂奶完毕，应立即倒掉多余的奶汁。

2.切不可将奶嘴及连接盖放入微波炉，以免变形、损坏。

奶瓶喂奶的正确姿势

妈妈选择舒适的坐姿坐稳，一只手把宝宝抱在怀中，让宝宝上身靠在妈妈的肘弯里，妈妈的手臂托住宝宝的臀部，宝宝整个身体约呈45°

倾斜；另一只手拿奶瓶，用奶嘴轻触宝宝嘴唇，宝宝即会张嘴含住，开始吮吸。

宝宝开始吃奶后要注意，奶瓶的倾斜角度要适当，与宝宝面部呈90°，让奶液充满整个奶嘴，避免宝宝吸入过多空气。

宝宝吃到一半时，妈妈可以调换一下手臂，这样会给孩子一个新的视角，而且妈妈也可以休息一下胳膊。这时也可以顺便轻拍宝宝的背部，让宝宝打一打嗝。

小贴士

1.在喂奶前，将奶瓶的奶液向手腕内侧的皮肤上滴几滴，检查一下奶的温度。奶温不宜过热，也不宜过冷。

2.如果奶嘴被宝宝吸瘪，可以慢慢将奶嘴拔出来，让空气进入奶瓶，奶嘴即可恢复原样，也可以把奶嘴罩拧开，放进空气再盖紧即可。

3.注意宝宝吮吸的情况，如果吞咽过急，可能奶嘴孔过大；如果吸了半天奶量也未见减少，就可能是奶嘴孔过小，宝宝吸奶很费力。

4.不要让6个月以下的宝宝独自躺着用奶瓶吃奶，宝宝可能会呛奶，甚至引起窒息。

新生儿的日常护理

帮助宝宝形成好的睡眠习惯

让宝宝独立安然入睡，养成良好的睡眠习惯，需要爸爸妈妈有意识地去培养。

帮助宝宝建立睡眠的作息规律

宝宝早期很多良好的行为、习惯都是通过建立条件反射这一学习方式形成的。让宝宝定时上床、定时睡眠、准时起床的好习惯同样也是运用了这一学习方式。

每当宝宝到了要睡觉的时候，让宝宝躺在床上，妈妈去哄睡，妈妈可以采取一些固定的活动来让宝宝尽快入睡，如睡前洗浴、换睡衣、换上干爽的纸尿裤或让宝宝听同一首安眠曲或者讲同一个故事，或者也可以做同一个动作，如亲吻、轻拍等，直至宝宝入睡。每天都采取这样固定的哄睡模式，经过一段时间，只要做这些事情，宝宝就自然而然地入睡了，也就是说，宝宝已经建立了良好的睡眠条件反射。

帮助宝宝分辨白天黑夜

室内光线要有明显的昼夜分别，日夜活动应该有明显的区别。白天小睡也不必拉上窗帘，不需要刻意制造安静环境；夜间睡眠则需要关灯或使用小夜灯，与白天小睡有所区别。

白天小睡的时间不要太长

白天尽量让宝宝少睡觉，多与宝宝沟通交流，与宝宝玩耍、说话，利用宝宝清醒的时间进行早期教育。

睡前不要让宝宝太兴奋或太疲劳

孩子临睡前不要玩耍得过度兴奋，或者过于疲劳。因为这样会造成肾上腺素浓度增高以对抗机体产生的疲劳，孩子反而会因为兴奋、疲劳而难以入睡。

1.宝宝出生4个月以后，一旦形成不良的睡眠习惯，再想纠正就很困难了。

2.宝宝越小，建立睡眠条件反射需要的时间越长，爸爸妈妈一定要有耐心。

3.如果你采取了抱着、摇着、吃着奶哄睡的模式，时间长了建立的条件反射就是必须抱着、摇着或者吃着奶才能入睡的习惯，再想纠正就没那么容易了。

4.夜间入睡前一定要换上吸水性强的干爽纸尿裤，防止宝宝因漏尿、尿湿或更换尿布而使得睡眠受到干扰。

宝宝睡觉应采用什么姿势

许多妈妈都喜欢让宝宝仰卧着，偶尔让其侧睡，一般不会采取俯卧，认为俯卧可能会导致宝宝窒息，这种担心是没必要的。

其实，俯卧位睡姿也能使宝宝睡得踏实而舒服。

对于溢奶的宝宝，最好采用侧卧位，这样可以防止宝宝误吸，以免造成宝宝窒息。

多种姿势睡眠，可以锻炼宝宝的活动能力，如侧卧可以帮助宝宝练习翻身，俯卧可以帮助宝宝锻炼颈部肌肉、练习抬头，为以后爬行打下基础。

宝宝哭闹的原因和应对

哭闹是宝宝独特的语言，又是某些疾病的信号。妈妈应该掌握一些常识，了解宝宝哭闹的原因和应对措施。

宝宝哭闹的原因

正常的哭闹：声音洪亮而有节律，伴有泪水滚滚，有时甚至哭过就露出笑容，笑过又哭。这种哭闹一般由饥饿、口渴、过冷、过热、尿布潮湿、心中不悦、困倦等引起，只要满足要求，宝宝的哭声就会停止。

因病痛而哭：哭声微弱、漫长，还带有呻吟的调子。若有举手、搔头、抓耳、哭声不高的情形，可能是头痛或耳痛；哭声尖锐，急促地反复哭闹，可能是腹痛或被蚊虫叮咬；若哭声短、强，哭时伴随着喘气，可能是胸部疼痛；若哭时手脚不动，一动就大声哭叫，可能是关节痛；若偶尔尖声呼叫或小声呻吟，便是病得较严重，应立即就医。

正常哭闹的应对方法

抱起宝宝：无论宝宝哭的原因是什么，一个温暖而舒服的拥抱能够让他有安全感，可能会停止哭声。

给宝宝喂奶：这是一个很重要而且很有效的哄宝宝的方法。

摇晃宝宝：宝宝都喜欢重复有节奏的动作，例如摇摆、跳舞等。许多父母开始都会本能地以摇晃的方式来哄宝宝，因为这招非常有效。

抚摸和轻拍：宝宝都喜欢被抚摸和轻拍，有节奏地轻拍宝宝的小屁股就很管用。

特殊情况下的应对方法

如果宝宝哭闹，经抱起哺乳、哄逗、更换尿布等相应处理后，仍然哭闹不止，身上又未见到异物和蚊虫叮咬的现象，妈妈就要认真察看，及时发现问题所

 小贴士

1.做母亲的要能从宝宝的哭声中知道宝宝的饥饱、寒热、喜怒、痒痛等。

2.宝宝一哭就喂奶的方法是不科学的。

在，自己不能处理的时候，应立即就医。

宝宝正常排便是怎样的

宝宝粪便的形状、颜色、气味与他的年龄、食物的种类及其消化、吸收功能有着密切的关系，它是反映宝宝胃肠道功能的一面镜子，所以通过观察大便可以了解宝宝的身体状况。

不同的喂养方式，宝宝的大便性质也有所不同。

母乳喂养宝宝的大便

母乳喂养宝宝的大便呈金黄色，软膏状，略带酸性，每天排便4～8次。

吃母乳的宝宝肠道中含有较多对宝宝消化有益的细菌，如双歧杆菌、乳酸杆菌等，这些细菌寄生在宝宝的肠道中，可以帮助分解食物，促进吸收，还能在肠道中营造一个酸性环境。肠道里的致病菌最怕酸性，所以这些细菌能抑制其他的致病菌，防治腹泻。同时，酸性对肠道也是一种刺激，使肠蠕动加快，所以母乳喂养的孩子大便次数较多，很少便秘。

人工喂养宝宝的大便

人工喂养宝宝的大便通常呈淡黄色或土黄色，比较干燥、粗糙，如硬膏样，常带有难闻的粪臭味。如果奶中糖量较多，大便可能变软，并略带腐败样臭味，而且每次排便量也较多。有时大便里还混有灰白色的"奶瓣"。

1.人工喂养的宝宝改变配方奶时（譬如改吃不同品牌的配方奶粉），一定要遵照"逐步添加，循序渐进"的原则。

2.母乳喂养的新生宝宝，如果大便呈深绿色、黏液多则表示母乳不足，孩子处于半饥饿状态，须增加母乳量，如母乳确实不足则应添加配方奶等。

3.人工喂养的新生宝宝如果发现大便呈灰色、质硬、较臭，多表示所吃东西中蛋白质过多而糖分过少，应改变所用配方奶的品种或改变配方奶和糖的比例。

如何预防宝宝患尿布疹

尿布疹，是一种皮肤炎症，主要发生在1岁内的宝宝身上，而且尤其是7~9个月大的孩子。体重偏低、早产、人工喂养、拉肚子、添加辅食不久等情况的宝宝更易患尿布疹。下面几种方法可预防宝宝患尿布疹。

勤换尿布

给宝宝换尿布不能偷懒，要多换几次，保持宝宝臀部肌肤干爽。换下脏尿布后，一定要将被包裹的部位进行彻底清洁。

温水清洗臀部

给宝宝清洗臀部时要用温热的水，不要使用沐浴液或者肥皂，以避免患处再受刺激。如果宝宝不配合擦拭，可以选择盆浴。

让宝宝肌肤远离排泄物

用柔软的纱布擦拭完屁股后要再抹上一层有隔离效果的无刺激性的护臀膏，最好是纯植物类型的，让宝宝的肌肤远离排泄物的伤害。

少穿尿布

温暖的环境里，可以让宝宝不穿尿布也不抹其他霜，让屁股上的皮肤与空气接触，这样有利于病变肌肤的痊愈。

小贴士

　　1.宝宝还小，排泄次数会较多，频繁的清洁会使得臀部皮肤发红或者受伤，大小便带来的潮湿也会使破损处再次受刺激，妈妈们在护理时要格外细心。

　　2.给宝宝清洗屁股时不能来回地用力搓洗，只能轻轻地进行抹洗。

　　3.宝宝处于轻度尿布疹阶段时，就要及时帮宝宝治疗和呵护病变肌肤。在起疹子的部位抹上适量的鞣酸软膏；如果有溃烂，可以使用1%的甲紫进行涂抹，并及时去医院诊治。

　　4.不要给宝宝抹爽身粉，因为爽身粉遇水后会结块，不利于患处的干燥，反而会加重刺激。

如何给宝宝洗澡

给宝宝脱掉衣服，去掉尿布，用大毛巾裹住全身，妈妈可以坐在小椅子上。让宝宝仰卧在妈妈的左侧大腿上，用左臂和手掌从宝宝后背托住宝宝的头和颈部，使宝宝下半身固定在妈妈的臂弯和腰身之间。然后用左手拇指和中指按住宝宝的两个耳郭使之反折，将耳孔堵住以防进水。

洗脸、洗头

把专用小毛巾打湿，给宝宝洗嘴、鼻、面额及耳朵。然后在手上抹少许婴儿皂洗头部，用清水洗净擦干。

洗颈部及上、下身

解开裹在宝宝身上的毛巾。将宝宝放入盆中仍用左臂托住头、背和腋窝，从颈部开始，依次洗净上、下身，注意洗颈部、腋下、肘窝、大腿沟等皮肤皱褶处和手心、指缝、趾缝。

洗完立即用干浴巾包裹，轻轻拭干，热天皮肤皱褶处可涂点儿润肤油，然后兜尿布、穿衣、包好，最后再喂奶。

小贴士

1.宝宝洗澡时，室温应在25℃以上，水温在38℃~40℃，以摸上去不冷不烫为宜。

2.宝宝脐带还没有脱落前应上下身分开擦洗，不要把宝宝放入水中，洗脸不用沐浴露，洗其他部位时将沐浴露抹在大人手上，然后用手抹在宝宝身上。

3.给宝宝洗澡时动作要轻而快，全程应在10分钟内完成。

如何给宝宝修剪指甲

宝宝的指甲长得很快，1~2个月大的宝宝指甲以每天0.1毫米的速度生长，若宝宝的指甲过长会抓伤自己的脸和皮肤，所以间隔1周左右就要给宝宝剪1次。妈妈应掌握给宝宝剪指甲的技巧，以便轻松而安全地为宝宝剪指甲。

1.宝宝躺卧床上，妈妈跪坐在宝宝一旁，再将胳膊支撑在大腿上，这样手部动作会更稳固。

2.握住宝宝的小手，将宝宝的手指尽量分开，用婴儿专用指甲刀或指甲剪。

3.妈妈将一只手的拇指和食指牢固地握住宝宝的手指，另一只手持剪刀从小甲缘的一端沿着指甲的自然弯曲轻轻地转动剪刀，将指甲剪下。

4.剪好后检查一下指甲缝处有无方角或尖刺，若有应修剪成圆弧形。

　　1.指甲长了若不及时剪短，就会藏污纳垢，也可能会因抓破皮肤而引起感染。

　　2.切不可使剪刀紧贴宝宝的指甲尖处，以防剪到宝宝指甲下的嫩肉。

　　3.最好在宝宝没乱动的时候给宝宝修剪指甲，比如宝宝吃奶或熟睡时。

　　4.如果指甲下方有污垢，不可用锉刀尖或其他锐利的东西清理，应在剪完指甲后用水洗干净，以防被感染。

宝宝穿多少衣服合适

　　宝宝穿多少合适？这是困扰许多新手爸妈的问题。大部分的爸爸妈妈判断宝宝衣服穿多了还是少了，仅从宝宝手脚的冷热来判断，其实这是不科学的，因为宝宝手脚的血液比其他脏器相对较少，在冬天很容易发冷，而在活动后又很快可以使手脚温暖。

　　要想知道宝宝穿多少合适，最简单的办法就是：让宝宝自由活动10分钟，如果宝宝面唇发红，贴身衣服是温热的，说明衣服穿得正好；如果宝宝面唇发红，贴身衣服有些湿，说明衣服穿多了；如果面色不红润，贴身衣服是凉的，则说明衣服穿少了。

　　1.如果宝宝躯体不舒展，头缩在衣服或襁褓里，肢体活动减少，表示宝宝已感到寒冷，说明穿少了。

　　2.在室外时，摸摸宝宝鼻子或颈后部，如果是温暖的，则说明宝宝不冷，反之就有些凉了，要增加衣服。

　　3.摸宝宝时，妈妈的手不要过凉，也不能过热。

如何护理宝宝的肚脐

宝宝出生后，脐带残端会逐渐干枯变成棕色。一般3～7天后脐残端在脐部皮肤与脐带交界处脱落。脐带脱落以后的最初1～2天内，脱落处发红，稍有潮湿，其周围的皮肤凹陷而形成脐凹，即"肚脐眼"。

脐带血管与新生宝宝血管相连，如果脐带感染，引起脐炎，细菌很容易进入血液，出现败血症，因此，应切实认真地做好新生宝宝脐部的护理，预防脐炎的发生。

脐部护理应从新生宝宝出生24小时后开始，首先应认真洗净双手，然后将肚脐上的纱布打开，左手捏住脐带，轻轻提起，右手用消毒棉棒蘸75%的酒精，围绕脐带根部进行消毒，将分泌物及血块擦掉，再用消毒纱布包好。

如果脐带的残端已干缩，可不用纱布覆盖，而直接采用暴露方法，这样更有利于脐带脱落。以后每天护理1～2次，同时还要勤换尿布，避免尿、便污染脐部。

小贴士

1.新生宝宝出生后必须密切观察脐部的情况，每天仔细护理，保持脐部的清洁卫生。

2.如发现新生宝宝脐根发红，有脓性分泌物和臭味，或者有出血，必须及时就医。如果只有少量褐色液体流出，一般只需用75%的酒精消毒，保持局部清洁，几天内就会变干。

新生儿的预防接种

新生宝宝由于身体器官尚未发育成熟，对外界的抵抗力较弱，很容易受到感染，因而出生后的24小时之内就要接种乙肝疫苗、卡介苗等疫苗。

乙肝疫苗

接种乙肝疫苗是为了预防乙肝病毒感染，乙肝疫苗共注射3针：出生后24小时之内注射第一针，满月后注射第二针，6个月后注射第三针。

卡介苗

接种卡介苗是为了预防结核病的，卡介苗的注射应在新生儿出生后72小时内完成，当宝宝3个月时，还应到当地的结核病防治所做结核细菌素试验，以明确接种是否有效。

小贴士

1.在注射疫苗前，父母要准备好宝宝的预防接种证。

2.在宝宝准备接种疫苗之前，应让宝宝吃好、休息好，以免宝宝在饥饿和过度疲劳时接种发生晕针反应。

3.在宝宝接种完后，要注意适当休息，避免剧烈活动，24小时之内不要给宝宝洗澡。

4.要详细掌握宝宝的健康状况，如果宝宝最近几天有发热、拉肚子、咳嗽等情况，要告诉医生作为参考。

5.如果宝宝患有心脏、肝脏、肾脏疾病，癫痫病，或者发生过惊厥等，一定要告诉医生，让医生决定能否注射疫苗。

6.如果孩子在前一次接种后出现了高热、抽搐、尖叫等反应，或有荨麻疹、哮喘等过敏反应，都要告诉医生。

给宝宝提供舒适的居家环境

安静

新生宝宝一天中大多数时间是在睡眠中度过的，所以要为宝宝准备一个较为安静的房间。此外，房间最好还要窗户朝南、光照好、通风好、不潮湿。

空气清新

房间的空气要新鲜，经常通风，但又不要让风直接对着床头吹。扫地、擦桌要湿扫、湿擦，避免空气中尘土飞扬。房间内要禁止吸烟。

室温适当

宝宝房间的温度应在20℃～24℃，要经常注意宝宝面色及皮肤温度，以了解保暖是否适当并及时调节房间温度。

小贴士

1.使用电风扇时，不要将电风扇直接对着宝宝吹。

2.使用空调降温时，室内温度与外界温差不应超过5℃。

3.如果条件允许，最好母婴有专用的房间；如果条件不允许，则可在房间内条件较好的地方专为宝宝设一个角落，以保证宝宝的健康安全。

4.不要将宝宝的床铺放在日光直接照射的地方，或光线从正面照射到眼睛的位置。

不要给宝宝戴手套

许多妈妈为了防止宝宝抓破脸，给宝宝戴手套，这样对宝宝发育不好，原因有以下4个。

宝宝的手需要独立空间

0～6个月是宝宝感知觉发育的关键时期，这段时期宝宝需要探索外界事物。宝宝的嘴巴、小手、小脚以及皮肤都是他探索的工具，嘴巴和手是最为敏感的部位，如果给宝宝戴上手套，就等于剥夺了宝宝用手去探索外部事物的机会，使触觉不能很好地得到发展。

宝宝的情感发育需要用手

随着情感的发育，宝宝会出现吃手的现象，以求自我安慰，获得满足，往往由于手套的阻隔，而影响宝宝发育。

宝宝戴手套容易导致皮肤疾病

宝宝长时间戴着手套，手套中不容易散热，宝宝的汗液也不能马上挥发。长时间后手套中就很容易残留细菌，细菌的滋生更是容易让宝宝的手出现皮肤疾病，尤其是湿疹、过敏等疾病。

戴手套不利于宝宝的生理需求

孩子的生长发育过程中，手是最为重要的一个部位，尤其是小手可以放在自己的嘴里，去感觉、去体会，这样孩子就更加容易满足自己的好奇心，尤其是看见什么时可以方便地拿进嘴里去品尝一番，这样就知道了它的味道，也知道了它是否可以食用等问题。

可见，宝宝戴手套有诸多不利因素，爸爸妈妈们不要把宝宝的小手给禁锢起来，这样也不利于孩子的生理、心理发育需求。

小贴士

1.宝宝戴上手套，手的活动自由被限制了，也就没有办法感知外面的世界。

2.有的手套加工粗糙，一些线头可能缠绕宝宝的小手指，而小宝宝对疼痛不敏感，如大人一时疏忽，不能及时发现，就可能会引起手指局部血液循环不畅，造成手指缺血坏死。

为什么要给宝宝做按摩

给宝宝按摩有利于宝宝健康，可以帮助宝宝加快新陈代谢、减轻肌肉紧张，还可以促进宝宝对食物的消化、吸收和排泄，加快体重的增长，帮助宝宝睡眠，减少烦躁情绪等。此外，给宝宝按摩也能增进父母与宝宝之间的情感。

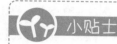

怎样给宝宝做按摩

给宝宝做按摩准确地说应该叫抚触。

准备：把宝宝放在柔软的毛巾上。

头部：先按摩宝宝的头顶、脸颊、额头，再按摩眼上、耳侧。

胸部：从胸顺肋按摩。

脐部：在肚脐周围做环形按摩，先由左向右，再由右向左。

脊柱：用手指揉宝宝脊柱两侧，从颈部到尾椎。

腿部：从大腿到膝，从小腿到踝，轻轻拿捏。

胳膊：方法同腿部。

如何给宝宝穿衣服

宝宝皮肤娇嫩，易被擦伤，穿衣时应加以注意。不同款式的衣服，穿衣的步骤也不同。

穿套头衫的步骤

套头：把上衣沿着领口折叠成圆圈状，将两个手指从中间伸进去把上衣领口撑开，然后从宝宝的头部套过去。

穿袖子：先把一只袖子沿袖口折叠成圆圈状，妈妈的手从中间穿过去握住宝宝的手腕，把宝宝的手轻轻拉过来，衣袖便顺势套在了宝宝的手臂上，然后以同样的方式穿另一只袖子。

整理：一只手轻轻把宝宝抬起，另一只手把宝宝上衣的背部拉下去。

穿开口服的步骤

准备：先将衣服平放在床上，让宝宝平躺在衣服上。

穿袖子：将宝宝的一只胳膊轻轻抬起，先向上再向外侧伸入袖子中，将身子下面的衣服向对侧稍稍拉平。抬起另一只胳膊，使肘关节稍稍弯曲，将小手伸向袖子中，并将小手拉出来。

整理：把衣服拉展，再将衣服带子打好结。

穿裤子的步骤

裤腿：先把裤腿折叠成圆圈形，妈妈的手指从中穿过去后握住宝宝的脚踝，将宝宝的脚轻轻地拉过去。以同样的方式穿另一条裤腿。

拉直：穿好两只裤腿之后抬起宝宝的腿，把裤子拉直。

提腰：抱起宝宝把裤腰提上去包住上衣，并把衣服整理平整。

连体衣的穿衣步骤

准备：应先把所有的扣子都解开，让宝宝平躺在衣服上，脖子对准衣领的位置。

穿衣：穿衣步骤同开口服，下身穿衣步骤同裤子的穿法。

1.为了避免套头时宝宝因被遮住视线而恐惧，妈妈要一边跟宝宝说话一边进行，以分散宝宝的注意力。

2.挑选衣服的时候，要以穿脱方便为原则。领口宽大，或者有按扣最好；袖子宽大，带子越少越好。

3.给宝宝穿衣服时动作一定要轻柔，要顺着其肢体弯曲和活动的方向进行，不能生拉硬拽，以免伤到宝宝。

4.把衣服套到宝宝的头上之前，用手拉开领口，避免衣领伤到宝宝的耳朵、鼻子。

如何给宝宝做视觉刺激

虽然宝宝刚刚出生，但观察事物的能力比我们想象的要强得多，出生大约两周的小宝宝就能辨认简单的物体和周围亲人的面孔了。通过每天不断地观看，宝宝在4～6个月时，两只眼睛就已能协调使用了。

改变视觉环境

初来世界的小宝宝对周围的一切都充满了好奇，所以我们要不断变化他的视觉环境，定期更换宝宝身边的物品，比如每天在小床边悬挂色彩、形状不同的玩具。

视觉与空间相联系

将某物体慢慢移向宝宝，之后再放在离他不远的地方，重复几次，逐渐建立其视觉与空间的联系。

视觉与听觉相联系

在让宝宝观察玩具时，可以和宝宝说说这件东西的名称、用途、特点等，让宝宝逐渐将视觉和听觉联系起来，形成最初的认知能力。

1.为宝宝多提供些对比度强、色彩明艳、形状各异的丰富多彩的视觉环境，促进宝宝大脑视觉神经系统的发育。

2.在为定宝更换身边的物品时，要记得给宝宝保留一部分他熟悉的小东西，每次不要更换太多。

如何给宝宝做听觉刺激

宝宝在10个月以前，视觉神经还没有发育完全，和外界的交流和接触主要是依靠听力来传输，因而，宝宝的听觉是十分灵敏的，两个月左右宝宝就具备和成人一样的听力了，所以，我们主要通过对宝宝听觉的训练使他感知外界，并在接收大量信息的过程中充分刺激其听觉神经进一步快速发育。

多和宝宝说话

培养宝宝的听力要多和宝宝说话。只要宝宝醒着就可以不断跟宝宝说话，或者轻声给宝宝唱歌。尽管你说话的时候可能他没有任何反应，但只要坚持下去，这种成效是无形的、潜移默化的。

选择有声音的玩具

新生宝宝最初的玩具应该是能发出声响的，如小铃铛、小拨浪鼓等。宝宝最理想的玩具莫过于音乐盒了，它集开发宝宝听觉能力、视觉能力于一身，是孩子与外界接触的重要桥梁。妈妈不妨在宝宝的床头放个音乐盒，让宝宝尽情地聆听与欣赏。

1.为了刺激他的听觉神经，爸爸妈妈要经常和宝宝交流，交流时最好叫宝宝的名字，并说明正在做什么，如"阳阳，妈妈抱。""甜甜，喝奶。"

2.音乐盒最好悬挂在宝宝眼睛的右边，因为这时宝宝大多数是朝右边看的。

3.宝宝只能看见音乐盒的下方，因此，音乐盒的下方也要有些装饰，最好选择红、蓝、黄等新生宝宝能看得清楚的颜色。

新生儿常见的健康问题

新生儿的生长发育表

年龄	性别	身高（厘米）	体重（千克）	指标分析
新生	男孩	46.1~53.7	2.9~4.4	刚出生的宝宝，皮肤红红的、凉凉的，头发湿湿的，贴着头皮，小手紧握，哭声响亮，头较大。吃奶后常会吐奶。
	女孩	45.4~52.9	2.8~4.2	
1个月	男孩	50.8~58.6	3.9~5.8	宝宝开始有规律地吃奶，生长非常快。进入第4周，运动能力有了很大的发展。皮肤粉嫩，小脸圆鼓鼓的，非常可爱。
	女孩	49.8~57.6	3.6~5.5	
2个月	男孩	54.4~62.4	4.9~7.1	日常生活开始规律化，形成了固定的吃奶时间。
	女孩	53.0~61.1	4.5~6.6	
3个月	男孩	57.3~65.5	5.7~8.0	基本适应了周围的环境，身体的各种功能开始发育，会用手脚去拍打周围或前面运动的物件。
	女孩	55.6~64.0	5.2~7.5	

年龄	性别	身高（厘米）	体重（千克）	指标分析
4个月	男孩	59.7~68.0	6.2~8.7	头围和胸围大致相等，比出生时长高10厘米以上，体重增加1倍左右。俯卧时上身可完全抬起与床垂直；腿能抬高踢起吊起的玩具。
	女孩	57.8~66.4	5.7~8.2	
5个月	男孩	61.7~70.1	6.7~9.3	能够认识妈妈以及亲近的人并与他们应答。
	女孩	59.6~68.5	6.1~8.8	
6个月	男孩	63.3~71.9	7.1~9.8	体格进一步发育，神经系统日趋成熟。差不多已经开始长乳牙了。
	女孩	61.2~70.3	6.5~9.3	
7个月	男孩	64.8~73.5	7.4~10.3	头部生长速度减慢，腿部和躯干生长速度加快，行动姿势也会发生很大变化。随着肌肉张力的改善，宝宝的姿势变得更加直立。
	女孩	62.7~71.9	6.8~9.8	
8个月	男孩	66.2~75.0	7.7~10.7	此时的宝宝一般都能爬行了。
	女孩	64.0~73.5	7.0~10.2	
9个月	男孩	67.5~76.5	8.0~11.0	头部的生长速度减慢，腿部和躯干生长速度加快，行动姿势也会发生很大变化。
	女孩	65.3~75.0	7.3~10.5	
10个月	男孩	68.7~77.9	8.2~11.4	身体动作变得越来越敏捷，能很快地将身体转向有声音的地方，并可以爬着走。
	女孩	66.5~76.4	7.5~10.9	
11个月	男孩	69.9~79.2	8.4~11.7	开始锻炼宝宝，克服怕生的现象。
	女孩	67.7~77.8	7.7~11.2	
1岁	男孩	71.0~80.5	8.6~12.0	宝宝度过了婴儿期，进入了幼儿期。刚刚断奶或者没有完全断奶，无论在体格和神经发育上还是在心理和智能发育上，都出现了新的发展。
	女孩	68.9~79.2	7.9~11.5	

小贴士

1.要定时给宝宝按摩，经常抱宝宝到户外活动。

2.宝宝5个月时，要开始为断奶做准备了。

3.宝宝6个月时，可以添加肉泥、猪肝泥等辅食了。

4.不要强迫宝宝吃不喜欢的食物。

宝宝出生后何时做第一次体检

宝宝的第一次体检应该在42天以后，一般在出生的医院或者是所在地区的妇幼保健中心进行，以后每次体检去所在的社区医院就可以了。所以妈妈在出院时要向医生咨询好42天体检的具体地方，以免日后手忙脚乱。

小贴士

1.妈妈最好随时记录宝宝平时在家的详细健康状况，宝宝年龄越小记录就应越详细。比如宝宝的胃口情况、大便情况、有无腹泻等，方便医生询问时回答。

2.事先准备好需要询问医生的问题。通过体检，医生会给宝宝作一个总体的评价。这时，妈妈千万别错过询问专业人员相关育儿问题的机会。

宝宝发热常见原因及应对

低热

低热的体温通常在38℃以下，大多不超过37.5℃，此时应根据宝宝的全身表现进行分析，最常见的原因有以下几种。

散热不好：暑天时，宝宝衣着太多或包得太严，或抱在母亲怀里的时间过长，不利于宝宝散热。这种情况只需针对原因做一些处理或喝些清凉饮料，宝宝很快就会恢复正常。

上呼吸道感染：即通常所说的感冒，此时宝宝除发热外，还伴有流涕、咳嗽、哭闹等，除多喂些水外，在医生的指导下服一些常用的感冒药即可治愈。

其他感染性疾病：如拉肚子、皮肤湿疹有些发炎等，要针对病情进行处理。

高热

如果宝宝体温超过39℃，则为高热。此时宝宝常常哭闹不安、精神状态不佳，不吃奶，很可能是感染性疾病所致，常见的感染性疾病有以下几种。

婴儿肺炎：除高热外，常伴有咳嗽、呼吸急促、鼻翼翕动、口周发青等，应立即前往医院诊治。

化脓性中耳炎：牵动耳朵时，宝宝会哭闹得厉害，外耳道流出液体或脓液。

颌下淋巴结炎：颌下有硬肿块，触之哭闹加重，头部难以转动。

泌尿道感染：宝宝小便哭闹，尿次增多，每次尿量减少，多见于女宝宝。

 小贴士

1.宝宝容易发热，妈妈要经常摸摸宝宝的额部或躯体，如果感觉比平时热，就应当用体温表试一试。

2.对于高热的宝宝要立即送医院就诊，主要是用抗生素控制感染。

宝宝热性惊厥怎么办

热性惊厥是婴幼儿时期最常见的抽搐，大多由于各种感染性疾病引起，以上呼吸道感染最为多见，见于感冒等疾病初期、体温骤然上升时。为了减少热性惊厥不良后果的发生，采取相应有效的防治措施是必要的。

按时接种，加强营养

按时进行预防接种，尽量减少呼吸道和消化道等疾病的发生，平时注意护理，加强营养，增强机体抵抗力。

及时退热

平日应注意观察宝宝的一般情况，如发现宝宝有发热、感染征象，尤其是以往有过热性惊厥的宝宝，应及早使用退热药，以免体温骤然升高。如果体温继续上升，可用温水擦浴，或于颈旁、腋下、腹股沟等部位冷敷。

尽快止惊

如果惊厥已发生，要在最短时间内止惊，否则惊厥时间越长，造成缺氧性脑损伤的可能性越大。最好尽快送医院紧急处理。

小贴士

1.热性惊厥不包括脑炎、脑膜炎发热时并存的抽搐。

2.惊厥的紧急控制措施为使用镇静止惊药，这些药物的用法、用量均需要医生做出决定。

3.每次发病由扁桃体炎引起者，经综合治疗治愈后，可考虑将扁桃体摘除，以防再感染引起发热而诱发惊厥。

4.如果家人不能帮宝宝止惊，应尽快去医院。途中应将小儿头后仰，禁止一切不必要的刺激。

5.惊厥控制后应尽可能找出引起惊厥的原发疾病，针对原发疾病选用相应的治疗方法。

如何区分生理性黄疸和病理性黄疸

生理性黄疸

1.在生后2～3天起出现并逐渐加深，在第4～6天为高峰，第2周黄疸开始逐渐减轻。

2.黄疸有一定限度，其颜色不会呈金黄色。

3.黄疸主要分布在面部及躯干部，而小腿、前臂、手及足心常无明显的黄疸。

4.足月儿的生理性黄疸在第2周末基本上消退，早产儿黄疸一般在第3周内消退。

5.宝宝体温正常，食欲好，体重渐增，大便及尿色正常。

病理性黄疸

1.比生理性黄疸出现的时间早，足月儿在出生后24小时以内，早产儿在48小时以内。

2.黄疸程度比生理性黄疸重，而且进展快，在一天内加深很多。

3.持续时间较生理性黄疸长，足月儿超过2周以上，早产儿超过3周，黄疸可能会消退后再次出现。

4.病理性黄疸常伴有其他临床症状。

什么是母乳性黄疸

母乳性黄疸一般在出生后4～7天出现，在出生2～4周时发病率最高。一般情况下，黄疸持续3～4周，宝宝出生第2个月时逐渐消退，少数可延至10周才退尽。黄疸期间若停喂母乳3～4天，症状可明显减轻，继续母乳喂养，黄疸一般不会再出现，即使出现也比原来的程度轻了。

母乳性黄疸的病因

一般认为，母乳性黄疸是由于新生宝宝小肠内的葡萄糖醛酸苷酶含量多（经过检测确认）、活性高所致。这种酶主要来源于母乳，可催化结合胆红素变成未结合胆红素，此过程在新生宝宝小肠内进行，加上宝宝肠蠕动比较慢，使大量应排泄的胆红素被这种酶解离成未结合胆红素，吸收增加，出现母乳性黄疸。

母乳性黄疸的分类

母乳性黄疸一般可分为早发型及迟发型两种。

早发型：与新生宝宝生理性黄疸的出现时间及达到高峰值的时间相似，即在出生后的2～3天出现，并于第4～6天最明显，然后在2周内消退。

迟发型：出现的时间较晚，常发生在生理性黄疸之后，也可能在生理性黄疸减轻后加重。

 小贴士

1.随着母乳喂养率的提高，母乳性黄疸的发生率逐年上升。虽然本病预后良好，严重者才需治疗，但为了顺利推广母乳喂养也应引起重视。

2.母乳性黄疸常在宝宝出生后7～14天出现。

脐疝很常见

脐疝是由于宝宝先天腹壁肌肉过于薄弱，加之出生后因某些原因如咳嗽、便秘等反复使腹压增高，导致肠管从这个薄弱处突出到体表，形成一个包块，甚至会嵌顿在这个部位，使肠管出现受挤压的症状，常常会引起呕

小贴士

1.脐疝太大，容易被尿布和内衣划伤，引起皮肤发炎、溃疡，这种情况下应去医院接受治疗。

2.如果脐孔直径超过2厘米，无自愈的可能，应及早去医院做手术修补。

吐、腹泻等。一般在睡眠和安静的情况下突出的疝又会回到腹腔，突出到体表的包块就会消失。

脐疝会随着宝宝年龄的增长，腹壁肌肉的发达，在1～2岁时自愈，有的甚至到3～4岁，仍可有望自愈。

新生儿鹅口疮的处理

鹅口疮是由白色念珠菌（霉菌）引起的，多发生于新生儿及营养不良的宝宝，抵抗力弱的宝宝也容易发生。

患鹅口疮时，一般不用抗生素治疗，可用消毒药棉蘸2%的小苏打水轻轻擦洗口腔，或用甲紫、冰硼散等涂于口腔患处，一日3～4次。

当病情严重，出现声音嘶哑、呼吸困难及吞咽困难时，应去医院就诊。

小贴士

1.千万不要用毛巾、手帕擦拭病变处，如果损伤黏膜引起出血，容易继发细菌感染，甚至引起败血症。

2.不要在吃奶后或进食后马上涂药，否则会引起恶心、呕吐等现象。

3.多给宝宝饮水，这样有利于将病菌排出体外。

什么是马牙和螳螂嘴

马牙

新生宝宝的牙床上通常会长出米粒或绿豆大小、白色的凸起物，看起来像刚刚萌出的小牙，这就是俗称的"马牙"。

螳螂嘴

如果新生宝宝口腔内两颊部帮助吮吸的脂肪层（医学上称为颊脂体）过于发达，就会出现两颊向口腔部突出的现象，俗称"螳螂嘴"。

"马牙"和"螳螂嘴"都是

小贴士

1.千万不能用针挑或用粗布擦拭"马牙"和"螳螂嘴"，否则会引起黏膜损伤，使细菌从破损处侵入，引起炎症。

2.不要用布蘸盐水或淘米水擦破马牙。

正常的生理现象，不需要特别处理，过段时间就会消失，妈妈不必担心。

宝宝头颅为什么有肿块

宝宝头颅肿块就是我们平常所说的头部血肿。临床上称之为颅骨骨膜下出血。这是在分娩过程中骨膜下血管破裂出血所致。

在分娩过程中，产道压迫会使宝宝颅骨重叠，这时有可能导致部分血管受伤而出血。不过这种出血量不会很大，因为骨膜和颅骨间的空间是有限的，血出至一定量自然会压迫血管达到止血作用。个别宝宝是由于出生时使用了胎头吸引器或产钳助产导致头部肿块，这也是骨膜下血管破裂所致。

小贴士

1.千万不要用注射器去穿刺抽血，让血块在无菌环境下慢慢吸收。

2.如果发现肿块部位突然增大、发红或宝宝发热出现全身不适，这很可能是继发感染的征兆，要及时去医院。

3.肿块外有头皮和皮下组织的保护，妈妈可以正常地给宝宝洗头、洗澡。

4.不要用手去搓揉孩子头部的肿块，也不要去做冷敷、热敷等不当的处理。

头颅肿块一般通过一两个月就吸收了，时间长的三四个月甚至半年才消失，不必治疗。头部血肿在骨膜下、颅骨外，不会对脑实质发生压迫，因此也不会遗留后遗症。

宝宝乳房增大怎么办

小贴士

不要用手去挤压或轻揉宝宝乳头，以免造成感染。

妈妈在孕期时体内雌激素与催乳素等含量逐渐增多，到分娩前达最高值，这些激素的增多是为了促进母体的乳腺发育和乳汁分泌。宝宝在母体内时，通过胎盘也会受到这些激素的影响，因此不论男宝宝或女宝宝的胸部都会稍微突起，有些甚至会分泌出一点点乳汁，这是正常现象，不需做任何治疗。宝宝出生后，来自母体激素的刺激消失，乳房就会慢慢变平。

女宝宝外阴部为什么有分泌物

由于女宝宝在妈妈肚子里时受妈妈体内激素的影响，出生后阴道会分泌少量的液体，无色无味，这属于正常生理现象。如果女宝宝阴道分泌物有脓液，并伴有臭味，说明有炎症，要及时到医院检查。平时，妈妈要多注意宝宝的卫生和清洁。

1.尽量不要给女宝宝穿开裆裤，给她用尿布或纸尿裤，并注意经常更换。

2.每次大便后，应及时清洗，避免大便污染外阴。

3.宝宝洗外阴的盆最好为金属质地，以便于加热洗涤用水。将毛巾放入水中，将水加热至沸腾，凉至40℃左右再使用，这样做能将自来水、毛巾和水盆上的细菌彻底杀灭。

宝宝出现肠痉挛怎么办

　　有的新生宝宝肠道发育还没有完全，很容易由于消化吸收不好引起疼痛、痉挛，所以妈妈在喂奶时要尽量避免宝宝吸入过多的空气。

解决方法

　　1.母乳喂养的妈妈少吃一些引起胀气的食物，例如牛奶、苹果、甜瓜等。

　　2.平常多给宝宝顺时针按摩肚子，在宝宝哭闹的时候也可轻轻地帮他按摩。

　　3.宝宝哭闹的时候用热水袋帮宝宝热敷肚子，也可以双手摩擦后按在宝宝肚子上热敷。

　　4.尽量不要让宝宝哭，因为哭的时候会吸入空气引起胀气。

　　5.没有特别需要不要给宝宝用安抚奶嘴。

　　6.吃完奶一定要多拍拍后背让宝宝打嗝。

　　7.定时喂奶，有规律的进食

有利于肠道功能的恢复。

新生儿溶血病是怎么回事

新生儿溶血病是由于母子血型不合引起的同族免疫性溶血，即妈妈与胎儿之间产生抗原抗体反应，造成胎儿红细胞被破坏的疾病。

病因

由于妈妈的血型与胎儿（或婴儿）的血型不合，如Rh血型不合或ABO血型不合引起同族免疫性溶血病，Rh血型不合所致溶血常较ABO血型不合为严重。在已发现的人类各种血型系统中，以ABO血型不合最为常见，Rh血型不合较少见。

ABO血型不合：新生儿溶血病以ABO血型不合最常见，主要发生在母亲O型，而胎儿（或婴儿）为A型或B型。如母亲AB型或婴儿O型，则不发生ABO溶血病。

Rh血型不合：Rh血型不合引起的新生儿溶血症在我国的发病率较低。通常是母亲为Rh阴性，胎儿为Rh阳性而血型不合，并引起溶血。

症状

患新生儿溶血病的宝宝会出现各种症状，主要表现为黄疸、肝脾肿大、贫血等，症状轻重与溶血程度基本一致。多数ABO溶血病患者除引起黄疸外，其他改变不明显。Rh溶血病症状较重，可造成胎儿重度贫血，甚至心力衰竭，严重者死亡等后果。

治疗

如正确、及时诊断，则新生儿溶血病可以治好。治疗方法有光照疗法、药物疗法和换血疗法。

重症溶血主要靠输血。轻症可用光疗药物等综合治疗，目前应用光照疗法后ABO溶血的患儿很少需要换血。

小贴士

1.Rh溶血病一般不会发生在第一胎，这是因为自然界没有Rh血型物质，Rh抗体只能由人类红细胞Rh抗原刺激产生。既往输过Rh阳性血的Rh阴性母亲，其第一胎可发病。

2.提早分娩，可防止宫内严重贫血造成的死胎；有重症贫血、水肿、黄疸迅速加重者，需换血。

3.换血操作较复杂，易发生感染、血容量改变及电解质紊乱等并发症，所以必须谨慎操作。

如何防治宝宝腹泻

1岁以内的宝宝腹泻发病率很高，这是因为宝宝消化功能不成熟，发育又快，所需热量和营养物质多，一旦喂养不当或护理不当，就容易发生腹泻。因此，对于妈妈来说，掌握防治腹泻的方法很重要。

减食或禁食

人工喂养或混合喂养：宝宝在腹泻时，不要添加新的辅助食品。病情较重时，还应暂时停止喂配方奶等主食。禁食时间以6~8小时为宜，最长不能超过12小时。禁食期间，可用胡萝卜汤、苹果泥、米汤等来喂宝宝，以补充无机盐及维生素。这些食物易于消化，能减轻宝宝肠胃的负担。

母乳喂养：宝宝腹泻时不必停止喂奶，只需适当减少喂奶量，缩短喂奶时间，并延长喂奶间隔时间。

补盐补水

世界卫生组织推荐口服补液盐，可以按其说明配成液体，根据宝宝的腹泻情况分多次予以添加。只要注意充分补水，一般宝宝都可以安全度过腹泻期。

小贴士

1.如果宝宝腹泻次数较多，或出现口唇干燥、两眼凹陷、面色发灰、尿量减少及皮肤失去弹性等现象时，说明宝宝有脱水迹象，应立即送医院诊治。

2.母乳喂养的宝宝腹泻时，妈妈应少食脂肪类食物，每次喂奶前，可喝一大碗沸水，稀释母乳，有利于减轻宝宝的腹泻症状。

宝宝呕吐不可轻视

由于宝宝的胃与成人的胃生理状态不同，加之其消化道黏膜娇嫩、敏感，消化系统的功能发育尚不完善，因而宝宝很容易出现呕吐。

要清楚导致呕吐的原因，才能有效地缓解和防止，并及时采取有效的措施，以下是可能引起婴儿呕吐的原因。

喂食问题

在出生后的前几个月里，宝宝出现呕吐症状，很可能由于喂食不当造成的，如喂奶过量、不消化，或对母乳或配方奶里的蛋白质过敏。每次喂奶后要多给宝宝拍嗝可缓解这类呕吐。

过度哭泣或咳嗽

哭泣或咳嗽时间过长也可能造成宝宝呕吐。这对宝宝的身体并不会造成什么伤害。如果宝宝确实因为这种情况而呕吐，妈妈只要尽快把宝宝清理干净放回床上去就可以了。

胃食管反流

如果宝宝在其他方面都很健康，但吃过东西后会马上呕吐，或没有原因地发生呕吐，这很可能是胃食管反流造成的。对于很小的宝宝，妈妈可以试着在宝宝进食后30分钟内，让宝宝保持半直立的姿势。

胃肠病菌

在宝宝几个月大的时候，胃肠病菌最有可能引起宝宝呕吐。妈妈一定要坚持让家里所有人在上厕所后，或给宝宝换尿布之后，把手彻底洗干净，以防止病菌的扩散传播。同时，也要尽量保证宝宝双手的清洁卫生。

感冒或其他呼吸道感染

呼吸道感染也可能引起呕吐，因为宝宝容易被鼻涕堵塞产生恶心的感觉。妈妈应用吸鼻器帮宝宝把鼻涕清除干净，不要让宝宝鼻腔里积存黏液。

感染或重病

偶尔的呕吐可能说明宝宝的呼吸系统、尿路或者耳部发生了感染，如中耳炎、肺炎、败血症、脑膜炎等，这也是引起新生儿呕吐的常见原因。要及时到医院就诊。

小贴士

1.一般在宝宝饮食过饱，或大哭大闹时会引起呕吐，这种呕吐不是病理性的。如果宝宝不伴有发热、腹痛、呕吐频发症状，且精神状态尚好，可不需治疗。

2.呕吐反射的神经中枢位于延髓，宝宝患流行性脑脊髓炎及流行性乙型脑炎时，可以直接影响呕吐中枢而引起呕吐。这种呕吐与一般呕吐不同，妈妈应特别注意，如发现此类呕吐立即去医院诊治。

如何防治宝宝肺炎

一般情况下，宝宝肺炎起病急，常伴有发热、咳嗽、嗓子呼噜、痰声明显等症状。因为宝宝不会咳痰，有时痰液阻塞在主气道可表现为呼吸急促，严重时出现呼吸困难，因痰堵气道而窒息。这时由于消化功能下降，常常会伴有呕吐、腹泻等症状。如何预防宝宝肺炎呢？

远离病源：尽可能避免接触呼吸道感染的病人。

缓慢降热：宝宝已经出汗时，让宝宝静下来，擦干汗水。等到宝宝不再有汗时，再脱掉一件衣服。

小贴士

1.不要抱着出汗的宝宝在风口处乘凉。

2.当宝宝已经出汗时，不要马上脱掉衣服。

3.若宝宝出现持续3天以上高热不退、频繁咳嗽、气促、精神气色不好、食欲不振、嘴唇发紫等症状，应尽快到医院明确病因，及时对症治疗。

及时增减衣物：宝宝虽然没有大人耐寒，但他们多处于运动状态，即使睡着了也不会安静，所以和大人穿得差不多就好了。

多在户外活动：让孩子到大自然中去锻炼，以提高机体抵抗力。天气允许的情况下，每天带宝宝到户外接受新鲜空气、阳光，居室每日定时开窗换气。

如何防治宝宝破伤风

新生儿破伤风是破伤风杆菌感染引起的一种严重疾病。发病的主要原因是接生时用未经严格消毒的剪刀剪断脐带、接生者双手不洁或出生后不注意脐部的清洁消毒，致使破伤风杆菌自脐部侵入。

预防新生儿破伤风的关键是接生时消毒与无菌操作。接生者的手、断脐带用的剪刀、线绳、包扎脐带断端的纱布等都必须彻底消毒。遇有急产或来不及消毒时，可将剪刀和线绳泡在2.5%的碘酒内1～2分钟，或用火焰烧红剪刀冷却后再用，并将脐带残端多留一段，以便进一步处理。

对已经处理过但消毒不严格的，要在24小时内剪掉保留脐带的远端，近端用3%的过氧化氢液或1∶4000的高锰酸钾溶液冲洗后涂以2.5%的碘酒。同时给宝宝注射破伤风抗毒素或抗破伤风免疫球蛋白。

宝宝得了湿疹怎么办

婴儿湿疹通常又称奶癣，是宝宝比较常见的皮肤病，本病多见于生后1～3个月的宝宝，6个月以后逐渐减轻，1岁半以后大多逐渐自愈，多发于秋冬季。如果出现症状反复时，可能转成慢性湿疹。

如果宝宝患了湿疹，可采取以下防治措施。

1.将宝宝的指甲剪短，尽量避免宝宝用手抓挠。

2.给宝宝穿棉质衣服，并且勤换内衣和尿布，勤洗澡，以保持皮肤的清洁，以防细菌的感染。

3.用温热水洗澡，选用适合宝宝的沐浴液，有利于保持宝宝皮肤的弹性及湿度。

4.在宝宝的患处涂抹炉甘石洗剂，以减轻宝宝的瘙痒感。如果患处已经被宝宝抓破就要在患处涂抹抗生素药膏。

宝宝有哪些表现时需要看医生

发热咳嗽这些小问题在宝宝身上时有发生，冒着交叉感染的危险看趟急诊，多数情况下也不过是小小的感冒，可不去，妈妈心里又放心不下。到底宝宝哪些表现需要看医生呢？

发烧

假如你的宝宝小于2个月，腋下或直肠测量体温超过38℃，不要犹豫，马上带他到医院就诊。

因为宝宝免疫系统发育尚不完善，很容易迅速发展为严重的细菌感染。即使宝宝的伴随症状并不明显，妈妈也不能掉以轻心。不要自行判断宝宝是否只是患上了感冒，事实上新生儿患感冒通常并不发热。

持续呕吐

如果宝宝多次持续呕吐，甚至吐空胃中的食物，妈妈就应考虑带宝宝去医院看医生了。假如宝宝呕吐呈喷射状、呕吐物中带血或呈黄绿色，呕吐后出现神志不清的症状，则需要马上带宝宝去医院看急诊。

持续咳嗽

如果宝宝咳嗽剧烈，伴随喘鸣，或者持续咳嗽，不见缓解，意味着宝宝可能出现了哮喘发作，需要迅速送往医院接受治疗。

出疹子并伴有发热

妈妈需要注意的是，不是所有的发热、出疹子都属于可以在家护理的幼儿急疹的范畴。有些伴有发热的出疹子，是需要引起妈妈高度重视的。

嗜睡

如果宝宝昏昏欲睡、精神萎靡、眼睛无神、食欲减退、脸色苍白并且表现得很烦躁，宝宝很可能出现了比如脑膜炎等严重的感染。如果宝宝嗜睡并伴有发热，情况会更加严重，妈妈需要立刻带宝宝到医院看急诊。

眼睑红肿（伴有发热）

如果宝宝眼睑红肿并伴有发热，则可能患上眼眶蜂窝织炎（一种严重的鼻窦感染，可侵犯至脑部视觉区域）。一开始你会发现宝宝的眼睑红肿，几小时后，他的整个眼部都会肿胀凸出，感到眼睛闭合、睁开都十分困难。这种情况下，必须马上带宝宝到医院接受抗生素治疗。

小贴士

1.新生儿或小婴儿发热是需要引起妈妈高度重视的，即使是午夜也要迅速带宝宝去看急诊。

2.如果宝宝刚刚注射了疫苗，有可能出现发热的症状。但这样的发热体温一般不会很高，即使很高，在注射疫苗后的48小时内也会自行退热。

如何给宝宝喂药

宝宝出生后在与大自然亲密接触中，往往会由于各种原因引起身体不适而患病。药物疗法是防治疾病的综合措施中一个重要步骤。于是，给宝宝喂药便成了妈妈们头痛的事。

喂药前的准备

给宝宝喂药需要选择合适的器皿和工具，对于新生儿或者小婴儿可以使用滴管；如果吃的是药片还需要准备研碎药物用的小药钵将药片研碎；为了减轻宝宝对于苦味或其他异味的刺激，可以准备一些白砂糖、搅动药物的筷子一根、白开水一杯、大毛巾一块、围嘴一条。筷子、大毛巾、围嘴等物品均要经过消毒后方可使用。

喂药步骤

1.宝宝吃药时要选择半坐位姿态，轻轻把住四肢，固定住头部，以防喂药时呛着宝宝或者误吸入气管。

2.对于1岁之内的小宝宝使用小滴管喂药最适宜。喂药前围上围嘴，

小贴士

1.喂药的时间要严格地遵照医嘱或者药品说明书的使用时间。

2.给宝宝喂药前，一定要核对药物名称、药物剂量、使用说明、有无禁忌、是否在保质期内，准确无误后方可喂孩子。

3.如果是液态制剂，吃前一定要摇匀后再吃。

4.给宝宝喂药时，不要采取撬嘴，捏紧鼻孔，强行灌药等做法，这样更容易造成宝宝的恐惧感，宝宝挣扎后很容易呛着引起误吸。

5.不要在宝宝大哭时突然喂药，这样很容易随着宝宝的吸气而导致药物误入气管。

旁边预备好毛巾，将小滴管吸进药（可以混入少许白糖）后，伸进宝宝的嘴里，滴管嘴放在一侧颊黏膜和牙龈之间将药少量滴进，待宝宝吞咽后再继续喂下一口，吃完药后再喂上几口水，用毛巾擦干净嘴角，然后亲亲和夸奖孩子。